OETINGER AUSLESE

Kirsten Boie, Ich ganz cool

Deutscher Jugendliteraturpreis

Auswahlliste Jugendbuch

Oetinger Auslese

Herausgegeben von Sybil Gräfin Schönfeldt

Verlag Friedrich Oetinger, Hamburg 2001

Einbandgestaltung: Gesa Denecke
Titelbild: Jutta Bauer
Gesamtherstellung: Clausen & Bosse, Leck
Printed in Germany 2001

ISBN 3-7891-0712-3

Kirsten Boie

Ich ganz cool

Verlag Friedrich Oetinger · Hamburg

Kirsten Boie, 1950 in Hamburg geboren, studierte Deutsch und Englisch und promovierte in Literaturwissenschaft. Von 1978 bis 1983 arbeitete sie als Lehrerin. Ihre Kinder- und Jugendbücher, darunter »Paule ist ein Glücksgriff«, »Mit Jakob wurde alles anders« und »Nicht Chicago. Nicht hier.«, erhielten zahlreiche Auszeichnungen. Für ihr Gesamtwerk wurde Kirsten Boie für den Internationalen Jugendbuchpreis, die Hans-Christian-Andersen-Medaille, nominiert. Ihre Bücher sind bislang in sechzehn Sprachen übersetzt worden.
»Kirsten Boie ist Deutschlands wichtigste Kinder- und Jugendbuchautorin.« (Die Welt)

Aus der Begründung der Jury des Deutschen Literaturpreises:
„In einem selbstmitleidlosen inneren Monolog kommentiert ein 12-Jähriger, der in unterprivilegierten Verhältnissen lebt, seinen Familien- und Schulfrust. (...) In diesem Alltag gibt es kaum Orientierung, Zuneigung und Kommunikation. Die Autorin hat einen beeindruckenden Originalton durchgehalten, der die Sehnsüchte und die verzweifelt eingeschränkten Möglichkeiten eines vernachlässigten Jugendlichen hörbar macht und trotzdem von Respekt vor seiner Persönlichkeit getragen ist.“

1.

Schule, also logisch, das bockt nicht so, aber was sollst du machen, ich geh trotzdem meistens hin. Und zurück denn immer, also zurück ist logisch besser, geh ich meistens mit Holger und Recep, und denn machen wir noch Mutjoggen auf dem Weg.
Also Mutjoggen, nä, darfst du erst losrennen, wenn das Auto voll auf der Kreuzung ist; der Kühler muss hinter der Fensterscheibe von Edeka, sonst gilt das nicht. Gibt es auch keine Ausnahme, Recep sagt, egal, ob einer kleiner ist oder was und kürzere Beine hat, ganz egal. Wer mitmachen will, gleiche Spielregeln.
Der Trick ist, du musst an der Stelle rennen, wo die Baustelle ist, da können die Autos nicht ausweichen. Bremsen können sie da auch nicht mehr, haben wir alles abgecheckt. Entweder du bist schnell genug rüber oder bommmppp!, ist es gewesen. Alles nur noch Matsche. Ja Pech.
Ich hab immer echt Muffe dabei, ich bin voll klein

für mein Alter, kann ich echt nicht so rennen. Bin ich schon immer gewesen, zu klein, hat meine Alte in der Schwangerschaft vielleicht zu viel gesoffen oder was oder zu viel geraucht. Sagen die doch immer, nä? Im Fernsehen immer und Radio. Also vielleicht deshalb, dass ich so klein bin, nä. Aber bin ich schon immer gewesen, darum kann ich auch nicht so schnell, aber Recep sagt, das gilt nicht, alles egal. Ich denk, vielleicht ist es darum für mich noch geiler, kann doch sein, ich weiß ja nie, ob ich es bis rüber schaff. Recep weiß das, logisch, der kann echt rennen, da bockt das doch ehrlich nicht mehr.

»Los, Steffen!«, brüllt Recep. »Ist was oder was?«

War aber zu schnell, das letzte Auto, konnte man schon bei Edeka sehen, das wissen die ja, dass es hier gleich auf die Schnellstraße geht. Da fahren die denn schon volle Pulle, manche, musst du im Blick haben. Hab ich aber. Selbstmörder bin ich ja keiner.

»Jetzt!«, schreit Recep. Ist schon zweimal gerannt, der Typ, Holger auch. Der jetzt kommt, das ist ein Mazda, neues Modell, nicht schlecht, würd ich mir aber nicht kaufen. Überhaupt keine Japaner, sieht doch jeder, dass du keine Kohle hast, höchstens BMW, die sind ganz geil. Oder Benz. Ich kauf mir aber sowieso eine Maschine, später, sowieso kein Auto, Kawasaki oder Honda vielleicht, mal sehen, ziemlich schwer, 100 PS. Mal sehen.

»Los, du Hirni!«, schreit Recep. »Bist du behindert oder was?«
Mazda war aber zu schnell, bestimmt mindestens achtzig, gucken die Bullen natürlich logisch nicht hin. Aber wenn der mich jetzt Matsche gemacht hätte, nä, beim Rüberrennen, wetten, der hätte noch nicht mal die Schuld gekriegt? Wetten, die hätte ich gekriegt, auch wenn ich im Arsch gewesen wäre oder was, für die Bullen sind wir sowieso immer schuld. Der im Mazda hatte auch Anzug an, hab ich gleich gesehen, und Krawatte, also, da wäre immer gleich ich schuld gewesen, echt. Da lass ich mich nicht drauf ein. Recep kann das ja logisch egal sein, ob ich hin bin, mir aber nicht.
»Los, du Arsch!«, schreit Recep. »Was ist jetzt?«
Ich hab aber Glück, das ist ein Lada, steinalt, seh ich gleich. Da hab ich nicht mal richtig Muffe, also, das bockt echt nicht mal richtig. Aber Leben ist auch kein Scheiß, alles kannst du nicht haben.
»Das gilt nicht!«, schreit Recep. »Willst du uns verarschen oder was? Erst warten, bis so ein Schrotthaufen kommt, das gilt nicht!«
Ist aber ganz egal, was er sagt, nämlich der Typ hat jetzt angehalten, Typ im Lada, voll mit Bremsen und alles. Der kommt jetzt angerannt, Mann, ist der stinkig. Schleudert der seine Fäuste, echt geil, brüllt wie Sau, ich lach mich tot. Klar hat der keine

Chance uns zu kriegen, alter Greis, aber jetzt bockt das wenigstens wieder.
»Geil!«, sagt Recep hinter der Kirche. Wir lachen uns echt tot, das war voll gut. Jetzt sind sie auch nicht mehr sauer auf mich.
»Kommt ihr mit?«, fragt Holger. »Video gucken?«
Recep zuckt die Achseln. »Was hast du denn?«
Holger zählt an den Fingern ab. »Unglaubliche Geschichten«, sagt er. »Diesen Film mit dem Flugzeug, nä? Wo der die Räder malt, nä? Und denn sind sie dran.«
»Äääh, blöd!«, sagt Recep. »Den kenn ich längst! Der schockt doch nicht.«
»Ist aber ab sechzehn«, sagt Holger. »Horrorfilm. Wo dem Lehrer der Kopf abgeht, nä? Iii, und denn mit so großen Stichen! Ist doch geil!«
»Scheiß ich drauf«, sagt Recep gelangweilt. »Hast *du* was, Kleiner?«
Muss ich wieder den Kopf schütteln. Nie können wir bei uns Video gucken, weil meine Alte da ist und Süße und denn jetzt auch noch Kuddi. Der glotzt sowieso den ganzen Tag. Der Video gehört ihm aber auch, kann man nichts machen. »Nee, lass man, geh ich lieber zu uns«, sagt Recep. »Wir haben einen mit dem Exterminator. Voll geil. Okay, ihr Arschlöcher!« Lässt er uns stehen, ganz cool. Tut Recep immer, also der denkt, er ist der King.

»Türkensau«, sagt Holger. »Bei dem darf man nie glotzen. Immer nur bei mir.«
»War doch voll geil mit dem Typen, oder?«, sag ich. »Mit dem Lada vorhin?«
Da müssen wir beide lachen. Ich geh dann nach Hause.

Zu Hause Süße die Tür auf, ich denk, ist das Süße? Haare ganz rosa und so geföhnt, echt Wahnsinn. Und denn gleich an mein Hosenbein, »hübß aus, Deffen, Süße hübß aus?«, ich sie zur Seite, Mann, mir doch egal. Sie aber gleich »buhu« und heulheul, alte Heulsuse. Ja Pech.
Im Wohnzimmer Kuddi wieder vor der Glotze, Mama beim Bügeln, macht sie immer so, bügeln und glotzen, ich auch gleich: »Na?« Und Mama: »Musst du immer so gemein zu der Kleinen sein!« Also immer dasselbe, nä, und sie denn noch: »Komm her, Süße, Mama hat was für dich.«
Aber Süße jetzt immer so die Fäuste gegen die Augen und »bu-hu« und heul-heul, seh ich genau, dazwischen linst die mich an, also die weiß schon alle Tricks, nä. Und Mama: »Sososo, Süße«, fummelt bisschen an ihren Haaren rum, »nun ist alles wieder gut, nä? Mama hat ein Trösterchen.« Gibt sie ihr Stück Schokolade, also echt, wofür denn, nä, aber okay, bloß kein Ärger.

»Gibt's zu essen?«, frag ich, also ich neben Kuddi aufs Sofa, nä, Kai ist ja nicht da, und Mama gleich: »Bin ich dein Dienstbote oder was? Wie fragst du denn, ej? Mal bisschen 'n anderer Ton, ja!« Also gleich schon klar, Stinkelaune.
»Wenn ich Hunger hab?«, schrei ich, und Kuddi mir so gegen Oberarm, »lass du mal deine Mutter in Frieden, ja? Das lass ich nicht zu, ja, dass du deine Mutter beschimpfst!«, also echt. Und denn so rülps, ja, kleines Bäuerchen, nä, okay, und denn die Bierdose hingedonnert: »Wer Ärger macht, fliegt.«
Ja, ja, schon gut, du bist der King, Alter. Auf der Glotze rennen sie jetzt in so silbernen Schutzanzügen rum, Trümmerhäuser, immer so gebückt, nä, und Gewehre im Anschlag, also sind wahrscheinlich Flammenwerfer, ungefähr wie Maschinengewehre, aber Lauf viel dicker.
Wüsste ich ja echt manchmal gerne, was Mama an Kuddi findet, nä. Logisch, hat den Video mitgebracht, ja toll, aber darf er sowieso nur allein benutzen, Kai nicht und ich nicht, und wenn er sauer ist, will er das Wohnzimmer ganz für sich allein, alter Arsch. Dabei echt jetzt, Mama sieht noch voll gut aus, also 34, okay, ist nicht mehr so gut, nä, aber gibt ja Typen, die sind noch älter, 40 oder was, gibt es doch, aber nee!, sie gleich Kuddi, der ist 29. Denkt sie logisch immer, sie muss tierisch aufpassen und al-

les so machen, wie der das will, sonst rennt der ihr weg. Ja Pech.
Soll der doch rennen, echt, mischt sich keiner mehr ein.
Auf der Glotze jetzt neuer Typ, also auch so geduckt, nä, hinter so Trümmern. Aber nicht silbern diesmal, Lederklamotten, und denn die Haare so lang, echt wild, und an der Mauer seine Maschine, also glaub ich, dass das seine ist, nä, voll geil, also gibt es in echt logisch nicht, solche Maschine, logisch, Film spielt in der Zukunft, nä. Aber wetten mindestens 90 PS und so Chopper-Lenker, total cool, mit Totenkopf dran. Nützt ihm aber auch nichts, ja Pech, konnte man sich ja denken, die haben ihn schon so im Kreis, nä, eingekesselt, also die silbernen Typen da, und denn zschschsch! zschschsch!, löschen die den aus. Cool. Sind echt Flammenwerfer, die Kanonen, hab ich doch gesagt, der ganze Typ verschmurgelt grade, Lederklamotten und alles. Starrt noch mal kurz durch die Flammen mit seiner verbrannten Visage oder was und denn schreit der. Wie ein Tier, echt. Voll geil.
Aber Kuddi jetzt wieder, »hast du nichts zu tun, ej? Keine Hausaufgabe oder was? Das ist nichts für kleine Kinder hier, siehst du doch!«
Also ich langsam wieder hoch, gegen Kuddi hab ich sowieso keine Chance. Der ist 29, nä, also wenn ich

jetzt nicht von alleine geh, schickt meine Alte mich logisch sowieso. Alles Scheiß.

Und Kuddi denn: »Komm her, Süße!«, und klopft so neben sich aufs Sofa, nä. »Komm zu Kuddi.«

Und Süße: »Papa? Papa?«, und klettert dem auf den Schoß. »Süße musen, Papa?« Und er immer so an ihren rosa Haaren, »nee, jetzt nicht schmusen, Süße, Kuddi muss Fernsehen gucken«, und schiebt sie denn so zur Seite, »du darfst mitgucken.«

Der ist zum Kotzen, Kuddi, voll zum Kotzen, krieg ich ja echt schon das Würgen. Aber Süße jetzt gleich wieder so gegen seinen Arm, »Süße musen, Papa?« Brüll ich: »Das ist nicht dein Papa, Mensch! Das ist Kuddi! Das ist Kuddi, Mensch, sag da nicht immer so Papa zu!«

Aber Kuddi gleich wütend, »halt die Fresse!«, ist schon halb aufgestanden und alles, aber in der Glotze machen sie grade so ’ne Alte ein, also hundert bis scheintot, und hockt so in der Ecke und schreit. Aber die jetzt voll drauf, Kanone voll drauf, und die Flammen denn so langsam, also von den Füßen so hoch, nä, erst bei den Füßen und denn hoch, dreckiges Kleid und alles, und die brüllt voll geil. Also wie Tier, echt voll geil, und Kuddi jetzt langsam wieder aufs Sofa, Fernbedienung und alles noch mal zurück, »wenn die Kleine Papa sagen will, kann sie Papa sagen, klar? Das entscheide immer noch ich,

wer hier Papa sagt, okay?«, und denn Start gedrückt, verkohlt die Alte noch mal.
Alter Arschficker, ich ab ins Kinderzimmer, Tür zu, aber hörst du trotzdem, wie die Alte im Wohnzimmer grölt.

Hab ich mir grade Kais Kopfhörer auf die Birne, Tür auf, meine Alte rein, Scheiße, Kais Kopfhörer, nä, also die kannst du nur, wenn Kai nicht da ist, wird der sonst voll stinkig, blöder Typ, aber Mama: »Warum gönnst du das Süße nicht, sag mal?« Kopfhörer von der Birne, »sag mir das mal, warum gönnst du das Süße nicht? Kuddi ist immer so lieb zu ihr!«
Ich voll sauer, also die Kopfhörer hat sie jetzt, nä, »Kuddi ist ein Arsch!«
Mama mir also voll aufs Ohr, »sag solche Wörter nicht, ja? Ich will nicht, dass meine Kinder solche Wörter sagen, klar? Ich achte auf meine Kinder!«
Okay, okay, »ja, ja, schon gut«, will ich die Kopfhörer wieder, aber nee, hält sie fest, »der will doch hier nur bestimmen! Wie der immer mit Süße schmust …«
»Na und?«, schreit Mama. »Ihr eigener Vater schmust ja nicht mit ihr, oder? Der lässt ja nichts von sich hören, der Scheißkerl, nicht mal mit der Kohle kommt der rüber!« Und sie denn den Walk-

man auf den Tisch, doing!, ich, »ej!«, aber zu spät. Also wenn der jetzt im Arsch ist, krieg ich wetten von Kai wieder Ärger.

Und Mama jetzt, »aber wenn der denn nachher wiederkommt, nä, wenn Süße erst mal berühmt ist« – sieht sie voll zufrieden aus, plötzlich – »also wenn der denn plötzlich wieder der Vater sein will, nä – pffft!, ist nicht!« Lacht sie so, und ich denk, wieso soll Süße denn berühmt werden.

»Wieso soll Süße denn berühmt werden?«, frag ich. Also nur wegen rosa fluffigen Haaren, nä, also das reicht nicht, muss sie schon irgendwie – also singen oder was oder tanzen. Aber Süße kann ja noch nicht mal richtig reden.

»Soll sie singen?«

Aber Mama jetzt gleich sauer, »Quatsch!« Kannst du gar nicht richtig hören, weil, im Fernsehen rattert das jetzt immer so, tack-tack-tack-tack, wetten Maschinenpistole, und denn Schrei, also geil. Und Kuddi gröl-gröl und Süße kichert, also wetten, der kitzelt sie durch. »Hier, Fernsehen soll sie machen!« Holt Mama Stück Zeitungspapier raus, also war die ganze Zeit in ihrem BH, »Kinder zwischen 5 und 9 für Fernsehserie gesucht. Vorstellung Dienstag, 9. 10.«, und denn die Adresse. »Das ist im Fernsehstudio, Mann!«, sagt Mama. »Da geh ich mit Süße hin. Den Nachmittag arbeite ich eben mal nicht, nä.«

Ich also gleich, »aber Süße ist doch erst vier! Die wollen doch zwischen 5 und 9, steht doch da, zwischen 5 und 9 ...«

Aber Mama wieder sauer, »ist doch egal, oder? Sieht sie süß aus? Sag mal! Brauch ich doch nicht zu erzählen oder was.«

Also ich mir wieder den Walkman, ist mir doch egal, ob Süße im Fernsehen oder was. Gibt's vielleicht satt Kohle und denn Glotze fürs Kinderzimmer oder Video.

Und Mama: »Ich geh jetzt arbeiten, nä? Wenn die von der Stütze anrufen und wollen mich sprechen, was sagst du dann?«

Also, fragt sie jeden Tag, die Alte, hat sie total Muffe.

»Du bist bei unserer kranken Oma«, sag ich, Walkman wieder auf, ej, Scorpions, voll geil. »Der geht es voll schlecht.«

Mama nickt und denn ab, Mund auf und zu noch mal, aber hör ich keinen Ton, weil, schon voll Heavy Metal, also total geil. Heavy Metal, also echt. Ich, wenn ich 18 bin, nä, kauf ich mir gleich 'ne Maschine, mindestens 100 PS, voll geil.

Die Maschine donnert durch die Nacht. Schwarz, neue Triumph, ganz schwarz. Die Lederklamotten auch, schwarz, ganz schwarz, nicht zu sehen in der Nacht, nur der Scheinwerfer, weißer Finger, Halogen, schneidet Schneisen: Mittelstreifen, Bäume rechts, Bäume links, Zweige kahl. Soll das Winter sein? Alles wie tot.
Aber die Maschine nicht, schräg in den Kurven, immer dem Licht hinterher. Autos, logisch, auch, rote Rücklichter, schon vorbei. Einer ab in den Graben, gleich ist es Mitternacht.
Gleich ist es Mitternacht und nur ich noch auf der Straße, ich und meine Maschine, schwarz, ganz schwarz, ich und meine Maschine allein.

2.

Wenn die von der Stütze rauskriegen, dass meine Alte putzen geht, kriegen wir Ärger. Weil sie doch über dem Satz liegt, nä, wir haben dann zu viel Geld, ja toll. Aber wenn ich ein neues Skateboard will, diese großen, über 200 Mark, pffft!, reicht nicht aus. »Glaubst du, wir sind Millionäre?« Ja, ja, bin ich blöd oder was, weiß ich doch selber, aber im Katalog gibt's schon geile für 129,– und Holgers Vater kriegt auch Rabatt, weil sein Arbeitskollege, die Frau davon arbeitet da, nur zu oft darf man nicht. Also, das sind dann nur noch 110,–, ungefähr, nä, aber »nee, sind wir Millionäre oder was?«
Müsste man denen von der Stütze mal erzählen, darf man aber nicht, die dürfen ja nicht rauskriegen, dass Mama arbeitet. Wetten, die haben alle ein Skateboard, also die Kinder davon? Wetten?
Kuddi dürfen die auch nicht sehen, ist ja immer so, nä, war auch so bei diesem Herbert, den Mama vor-

her hatte. Der war ganz nett, eigentlich, aber gesoffen hat der! Mann! Aber »nicht mit mir, ja? Nicht von meinem Geld!«, hat Mama gesagt. Dann ist er gegangen, nachher. Der hatte uns immer was mitgebracht, manchmal, Stickers oder so, also nichts Großes, und für Kai auch schon mal Zigaretten. Also, das hab ich schade gefunden, wie Herbert weg ist, aber Kuddi, nä, meinetwegen jederzeit.
Also wenn die von der Stütze mal kommen, nä, also passiert ja nicht so einfach, aber kann man sich ja vorstellen, und Kuddi sitzt da so in seinem Sessel beim Video, und die: »Leben Sie dauerhaft mit in diesem Haushalt?«, und Kuddi: »Nee, nee, ich bin hier nur zu Besuch!«, nä, und denn Süße: »Papa, Papa!«
Kriegt die von der Stütze ganz große Augen, sagt: »Ja, entschuldigen Sie bitte, aber das sieht mir doch mehr nach – wie heißt das noch mal? – eheähnlicher Gemeinschaft aus!«, und Kuddi: »Nee, nee!«, aber die von der Stütze schon ab ins Badezimmer, Zahnbürsten zählen, nä, bringt aber leider nichts, weil Kuddi hat keine Zahnbürste. Könnten die ja aber auch ins Schlafzimmer, Schrank aufmachen, »soso, Sie wollen doch nicht behaupten, dass das die Kleidung der Dame des Hauses ist?« Ja toll. Muss Kuddi gehen, oder sie kürzen die Stütze, also das wäre natürlich auch nicht so gut. Lieber dass Kuddi geht.

Kein Video mehr, egal, ist meistens sowieso irgendwo was Gutes, SAT.1 oder RTL.
»Ich hau jetzt ab!«, sagt Kuddi.
Ja, beste Grüße, jetzt trifft der sich wieder mit seinen Kumpels, wetten, hat er wohl keinen Film mehr.
»Pass auf die Kleine auf!«, sagt Kuddi. »Du kannst mal den Film zurückbringen für mich, okay?«
»Bin ich blöd?«, sag ich, aber Kuddi, nä, der ist ziemlich kräftig, wenn der was sagt, also besser, ich tu das. Bei Kai traut er sich schon nicht mehr, ja Pech, wenn ich 15 bin, bei mir auch nicht.
»Da!«, sagt Kuddi, gibt er mir die Kassette und seine Mitgliedskarte. »Kannst du für die Kleine was Schönes ausleihen, okay? Los, los, steh auf!«
»Gibst du mir das Geld?«, frage ich. Kuddi kämmt sich, hat echt geile Haare, der Typ, mit rechts immer mit dem Kamm und mit links mit der Hand hinterher. Sieht geil aus. Meine Haare sind voll strähnig.
Kuddi steckt den Kamm in die Tasche. »Ist das mein Kind?«, sagt er böse. »Ich leih dir die Mitgliedskarte, okay? Aus Freundlichkeit, ja, ich bin ein netter Mensch. Aber die Kohle musst du schon selber haben, du Spinner!« Haut er ab nach draußen.
Ich geh zu Süße ins Wohnzimmer. »Los, Süße«, sag ich. »Wir bringen Kuddis Film zurück. Zieh Hosen an.«
Denkt sie aber natürlich überhaupt nicht dran, muss

ich ihr eine scheuern, dann kommt sie ganz lieb. Hab ich wieder Süße am Hals, logisch, Mama ist auf Arbeit und Kuddi ist weg und Kai ist wetten wieder surfen. Immer ich. Aber später mal, nä, wenn ich so alt bin wie Kuddi, mach ich das auch so, schon klar. Immer der Arsch sein will keiner. Kauf ich mir meine Maschine und ab. Sollen sie sehen, wer dann auf Süße aufpasst oder was.

In der Videothek ist es nicht so voll, nur zwei Mann an der Ausgabe. Aber Süße natürlich sofort wieder ab zu den Kinderfilmen, logisch, und denn: »Duck Tales, Deffen, Süße will Duck Tales!« Hör ich aber gar nicht hin. Hab ich auch nicht das Geld für, nä, grüner Punkt, kostet das gleich fünf Mark.
Und denn hat mich dieser Kuddi natürlich auch noch angeschissen. Ich geb die Kassette ab, die rüber mit dem Stift, »Ja, zwei Mark Strafe«, nä. Ich gleich: »Wieso? Wieso?«, und die: »Ja, überzogen«, nä, hat der mich also echt angeschissen. Hab ich ja gewusst, so einer ist das, aber das Maul voll, »ich bin ein netter Mensch«, der Arsch.
»Ja, tut mir Leid«, sag ich, »aber Geld hab ich nicht«, nä, »leider. Ich sollte die hier nur abgeben für einen.«
»Halt mal an«, sagt der Typ, »wie hast du dir das denn gedacht? Die ist einen Tag zu spät. Jetzt hab

ich das schon eingegeben, das kann man also nicht so einfach wieder rückgängig machen. Zwei Mark.«
»Hab ich nicht, hab ich doch gesagt!«, schrei ich ihn an. »Wie oft soll ich das denn noch sagen?«
»Dann muss ich leider den Mitgliedsausweis einbehalten«, sagt der Typ und hält mir ganz cool die Hand entgegen. Äääh, das ist auch wieder so einer, weiß doch jeder, dass sie da immer Studenten arbeiten lassen, wetten das ist ein Student, Brille und so, und wie der guckt. Arschloch.
Ich denk, Kuddi, nä, wenn ich da seine Karte nicht wieder zurück, sag ich: »Da, zwei Mark«, aber das gibt mir der Kuddi wieder, wehe nicht, das sag ich Mama. Aber die hält zu Kuddi.
»Bitte, den Ausweis zurück«, sagt der Typ, und jetzt grinst der so fies, da würde ich am liebsten gleich reinschlagen.
Und Süße immer noch, »Duck Tales, Süße will Duck Tales!« O Mann, kann sie doch nichts dafür, dass Kuddi so ein Scheißer ist, also gut, »na gut, wenn du schön lieb bist«, und Süße: »Duck Tales! Süße darf Duck Tales!« Und immer ihre rosa Haare, nä, also sie ist schon süß. »Die da«, sag ich zu dem Brillentyp, und der grinst immer noch so fies und guckt nach der Nummer und zieht die Kassette aus dem Regal, und denn plötzlich von hinten auf die Schulter: »Na, Alter, was Gutes ausgesucht?«

Braucht Recep aber nicht zu sehen, dass ich Duck Tales hab, sieht er auch nicht, der Typ tut die Kassette gleich in die Hülle. »Ich denk, du hast schon eine mit dem Exterminator?«, sag ich.
Recep zuckt die Achseln. »Das hier sind türkische«, sagt er. »Total geil. Verstehst du ja leider nicht.«
Ich sag nicht scheißtürkisch, weil Recep stärker ist, ich denk das nur. Kanaker. Wenn mein Vater bei uns wohnen würde, nä, mal angenommen, und der wäre verheiratet mit meiner Mutter, nä, und der hätte Arbeit und alles, also wie bei Recep, denn würden wir uns auch immer neue Kassetten ausleihen, drei Stück auf einmal, logisch. Aber logisch keine türkischen, Kanakerkram, echt geile Horrorkassetten nur, und für Kai vielleicht Porno, oh, geil, ist ja aber nicht. Will ich ja aber auch gar nicht, igitt, wenn man die Mutter von Recep sieht, nä, immer nur Kopftuch und so, und dick, und sieht aus wie sechzig und scheintot.
Und meine Mutter sieht echt voll geil aus, hat geile Haare und geile Titten und geilen Arsch, die würde sich das ja nie vorschreiben lassen von so einem Kanaker, Kopftuch, nee, die lässt sich das nicht vorschreiben. Wir haben sowieso ja auch keinen Videorecorder, nä, der gehört Kuddi, und mal sehen, schmeißt sie den vielleicht bald raus. Wie Herbert, nä.

»Mach's gut, Alter«, sagt Recep, »wir sehen uns morgen.«
»Okay, alles klar«, sag ich und guck ganz cool.
»Duck Tales, Süße darf Duck Tales?«, fragt Süße und zieht an meiner Jacke. Gehen wir nach Hause, Zeit ausnutzen. Wo Kuddi jetzt nicht da ist.

Duck Tales, also, zu Recep sag ich das natürlich nicht, auch nicht zu Kai oder so, aber das ist gar nicht so ungeil. Wie sie da in der Wüste sind, nä, und kein Wasser und nichts, und Onkel Dagobert immer: »Lechz! Lechz!«, und der Schweiß tropft so in den Sand, »oh, ich verschmachte!«, aber nee, Tick, Trick und Track wieder, nä, und die Dukaten finden sie auch. Also, ist ja natürlich für Kleine und alles, und Süße auch immer ganz zappelig, aber echt nicht ungeil. Und denn plötzlich Kai in der Tür, »was ist das denn?«, und Süße: »Duck Tales, Süße darf Duck Tales!« Aber Kai drückt gleich auf den Rausschmeißer, nä, flopp!, und denn SAT.1 rein, »Rauchende Colts«, alter Schrottwestern.
»Duck Tales! Süße will Duck Tales!«, schreit Süße.
»Fresse!«, sagt Kai und macht lauter, peng! peng!, und denn wwwwppp!, der Typ runter vom Pferd, wälzt sich im Dreck, ächz, stöhn, und denn tot. Ja Pech.
»Warst du surfen?«, frag ich.

»Duck Tales!«, heult Süße. »Süße will Duck Tales!«
»Fresse, hab ich gesagt!«, sagt Kai und drückt noch lauter, peng! krchchch!, der war jetzt gleich tot. Arme übern Kopf und tot. Aber war schon zu spät, kommt schon die Schlussmusik und denn Werbung.
»Warst du surfen?«, frag ich. Macht Kai jetzt immer, surfen, wenn sie ihn erwischen, ist Scheiß. Mama darf das auch nicht wissen. Die fällt tot um. Die denkt, er donnert da runter, wetten, oder gegen einen Brückenpfeiler oder was. Wie sie das im Radio gebracht haben, S-Bahn-Surfen, also Mama gleich: »Das macht ihr mir nicht!« Und Kai ganz cool: »Nee, nee, kannst du beruhigt sein«, nä, also, wo er dann immer ist, wenn er weg ist, fragt sie sowieso nicht.
»War geil heute«, sagt Kai und macht SAT aus, »geile Strecke. Hier, kannst du weitergucken«, und drückt den Videokanal rein, Duck Tales.
»Oh, Duck Tales!«, ruft Süße. Da ist sie nicht so, nicht böse oder was, wenn man ihr was ausgemacht hat.
Ich denk, jetzt muss ich rausgehen, sonst denkt Kai, ich will das auch sehen, Babykram.
»Haben sie euch nicht erwischt?«, frag ich. »Wieder nicht?«
»Sind wir blöd?«, sagt Kai. »Wir sind doch keine Anfänger oder was!«

Ja, echt, Rollo haben sie echt schon interviewt fürs Radio: »Und warum macht ihr das denn? Ist das denn nicht total gefährlich?«
Und Rollo denn: »Nee, nur voll geil, echt«, ganz cool, also Fernsehen wäre natürlich besser gewesen. Dass man Rollo auch sieht. War aber nicht.
»Ja, aber wenn ihr da aus den Wagen aufs Dach steigt«, hat der Typ gesagt, »bei voller Fahrt, denkt ihr dann nicht manchmal, dass ihr abstürzen könntet? Die Bahn ist doch ganz schön schnell, zwischen zwei Stationen kann sie eine Spitzengeschwindigkeit von 100 Kilometern erreichen, und da dann so einfach auf dem Dach zu stehen ...«
»Das bockt ja grade total«, hat Rollo gesagt. »Total geiles Feeling.«
Der hat alt ausgesehen, nä, der Fragemensch da vom Radio. »Und dass ihr abstürzen könntet, daran denkt ihr gar nicht?«, hat er gefragt. »Oder meinetwegen gegen einen Pfeiler knallen?«
»Nee«, hat Rollo gesagt.
»Das ist ja aber alles schon passiert«, hat der Fragemensch gesagt, »es gibt inzwischen schon einige Tote beim S-Bahn-Surfen ...«
»Ja Pech«, hat Rollo gesagt, voll gut. Kann so ein Typ doch gar nicht verstehen, irres Feeling. Dann hat er noch gesagt, dass alle Jugendlichen nur davor zu warnen sind und dass es ein ungestilltes Bedürf-

nis ist nach Erlebnissen und Geltungsdrang und alles, voll Scheiß.
Mich lassen sie noch nicht, musst du auch größer sein, um aufs Dach zu kommen, würde bei mir noch nicht klappen. Mach ich später aber auch.

Als Mama nach Hause gekommen ist, war Kuddi noch nicht wieder da, aber wir haben grade Actionfilm gesehen, voll gut. Nicht so gut wie Video, logisch, also kein Horror, nä, auch keine Titten oder was, aber voll gut. Wie das Haus in die Luft geflogen ist, wommm!, und der Typ denn über das Auto gesegelt, ssss!, und auf den Boden, chchchchrmmm! Kopf platt, nä, konntest du knirschen hören. Und denn die Kanone raus, dt-dt-dt-dt-dt-dt-dt, und der war hin. Ja Pech.
»Mach aus!«, hat Mama gesagt und ihre Tasche weggehängt und die Schuhe ausgezogen. »Was hat Süße denn hier noch zu suchen? Habt ihr Süße wieder nicht ins Bett gebracht?«
»Die schläft doch!«, hat Kai gesagt und Süßes Arm hochgenommen, und denn hat er ihn wieder runterdonnern lassen, auf die Lehne, ist sie aber nicht aufgewacht von. »Was willst du denn!«
»Wenn ich putzen geh!«, hat Mama böse gesagt. »Nä! Denn tu ich das für euch, nä, denn könnt ihr wohl Süße mal ...«

»Jaja«, hat Kai gesagt, gleich rausgegangen, »Scheiß drauf!« Aber da ist Mama logisch wild geworden, »ich lass das nicht zu, dass mein Sohn so mit mir redet«, nä, und Kai immer, »ja, ja, schon gut, Alte, beruhig dich mal.« Also voll cool. Bin ich logisch auch, wenn ich fünfzehn bin.

Und Mama: »Komm, Süße, ich hab dir was mitgebracht«, nä, und ich schon wieder ganz sauer, war aber nur so 'n Kleid, also so ganz schrill, hab ich für kleine Mädchen noch nie gesehen. Und Mama: »Zieh das mal an, Süße, lass mal sehen«, und Süße noch halb im Schlaf und so gequengelt und so, aber denn: »Oh! Süße ist hübß!«, nä, war sie auch echt, und ich sag, »wo hast du das denn her, so 'n schrilles Kleid für so 'n kleines Mädchen«, und Mama: »Hab ich aus so 'ner Kinderboutique, war aber runtergesetzt.«

Also! Da bin ich ja nun echt fast tot umgefallen. »Wie teuer?«, sag ich, und Mama ganz cool: »Runtergesetzt«, aber denn konntest du doch sehen, fand sie voll geil, was für ein teures Kleid sie für Süße gekauft hatte, nä, und sie wollte das also auch sagen, wie teuer das war, also, »98 Mark«, sagt Mama, »von 178.«

Und ich krieg da gleich einen Hass in der Birne, Mann, 98 Mark für 'n Kleid! Und mein Skateboard, nä, wo der Vater von Holger der Arbeitskollege da-

von, wird das sowieso doch billiger, aber immer: »Nee, sind wir Millionäre?« Und denn 98 Mark für 'n Kleid, ich glaub, ich werd verrückt.
»Bist du bescheuert oder was«, schrei ich, »von meinem Geld!« Weil, das ist ja irgendwie mein Geld auch, nä, weil, mein Alter zahlt ja, sogar pünktlich immer, und der von Kai und Süße zahlt nicht, also wir leben irgendwie doch von meinem Alten, und denn 98 Mark für 'n Kleid, nä, also ich denk, ich fall um.
»Ist doch fürs Fernsehen«, sagt Mama und dreht Süße immer um sich selber, »oh, Süße, du siehst aber gut aus, du!« Und Süße auch wieder ganz wach und rennt zum Flurspiegel und lacht und sieht echt voll süß aus. »Gedicht bring ich ihr auch noch bei«, sagt Mama, »wenn sie da vorsprechen müssen, nä? Müssen sie ja vorsprechen, ist so beim Fernsehen, nä, also nicht zu lang, so mehr kurz, also ...«
Weiß sie aber auch kein kurzes und ich sag »Lieber, guter Weihnachtsmann«, und da müssen wir beide lachen, und Mama schmeißt sich aufs Sofa und strampelt mit den Beinen, und den Fernseher an, Zweites Programm oder was, küssen sie sich grade, und Mama stinkguter Laune und holt Schokolade aus ihrer Tasche, und denn sitzen wir noch ganz gemütlich alle drei, bis Süße wieder schläft und der Film aus ist.

Also ist echt gemütlich bei uns, wenn Kuddi nicht da ist, aber das mit dem Kleid ist natürlich nicht gerecht, nä. Aber wenn Süße ins Fernsehen kommt, krieg ich das Skateboard ja sowieso, will ich also nicht mehr meckern oder was. Bin ich schlafen gegangen.

Ist der plötzlich hinter mir, Yamaha FZR 1000, seh ich im Rückspiegel, die schafft 240 Sachen, leicht. Cool bleiben, Mann, immer cool bleiben, du hast 110 PS, selbst gebaute Maschine, logisch, schüttel ihn ab, Gas, mehr Gas, ja! 250, locker, 260, Yamaha fällt zurück, keine Chance – was ist das? Die Maschine flattert wie verrückt, die Federbeine! Scheiße, hab ich doch geahnt, schafft sie nicht, das Tempo, flattert wie verrückt.
Dann auch noch Sturm von vorne, die Straße glatt, glänzt im Scheinwerferlicht, die Maschine rutscht, rutscht ... Da ist auch wieder die Yamaha, kommt wieder näher, ist schon fast da, der Typ zieht die Kanone ... Bloß nicht auf die Reifen, ich denk, bloß nicht auf die Reifen, aber der legt schon an.
Da hilft jetzt alles nichts, hab ich echt nicht gewollt, aber gut, wenn der das haben will, gut, hilft alles nichts. »Fahr zur Hölle!«, schrei ich, und denn die Granate genau vor den Vorderreifen, ssst! Wommm!

Explosion, Feuerball, Blitz, Teile zischen durch die Luft, Gabel, Achslager, ein Bein, da, der Kopf, Helm logisch noch drauf. Rollt über die Straße, ja Pech.
Ich Tempo jetzt runter, 220, 200, 180, tief durchatmen jetzt. Ich hab das nicht gewollt, aber Leben gegen Leben, mit jedem, der draufgeht, wird meine Einsamkeit größer, ich jetzt ganz allein auf der Straße, ganz in Schwarz, rase ich durch die Nacht.

3.

Also Schule, nä, leider, musst du tierisch aufpassen bei. Dass du nicht zu spät kommst, ja Pech, oder schwänzt oder was. Wenn du zu viel schwänzt, kriegst du Ärger, rufen sie deine Mutter an, erst, und denn muss sie kommen, und kannst du alles haben, die hetzen so Psychologen auf dich. Ist aber nicht so schlimm, Psychologen, also die sind voll nett, reden mit dir und so und backen und kochen, und wenn du nicht willst, kriegen die gar nichts raus von dir. Frisst du nur ihren Kuchen.
Holger weiß das, nä, weil der beim schulpsychologischen Dienst ist immer donnerstags, und denn kommt er hinterher immer so voll gefressen raus, sagt er, kann er gar kein Abendbrot mehr essen. Mal haben sie mit Schokoplätzchen gebacken und mal mit Creme, aber immer so Fertigkuchen, nä, Backmischung also wie im Fernsehen, nicht zu schwierig. Holger hat sich aber trotzdem noch nicht gebessert mit seinem Rauchen immer in der Pause und dem

Schwänzen und lässt logisch auch mal was mitgehen im Laden, also da müssen sie wetten noch lange backen.
Aber ich bin da trotzdem nicht so für, also ich geh lieber zur Schule, weil, sonst werd ich nachher auch noch schlecht, nä, und das bin ich jetzt nämlich echt nicht. Also logisch mal ’ne Fünf, wenn ich nicht hingehört hab, »Der Wald als Lebensraum«, also fffttt!, rein zum Ohr und raus, aber sonst ganz gut, Mathe drei und Deutsch drei, also kannst du echt nicht meckern. Mama sagt, das ist alles Vererbung, nä, mein Alter, der ist auch voll gebildet, echter Filialleiter in Osnabrück bei Spar, also der Chef von so einem ganzen Laden und alles, und muss das da ausrechnen und nachprüfen und bestellen, und kann der logisch alles ganz cool. Darum kann ich das auch jetzt, nä, logisch, und wenn ich mal ’ne Lehre krieg, später, werd ich vielleicht auch Filialleiter, hab ich ja sogar Beziehungen. Will ich aber nicht so gerne, immer mit den Tomaten und dem Meister Proper und dem Scheiß, also lieber geh ich zu BMW in die Entwicklung, Maschinen bauen, das ist geil. Musst du aber gut in der Schule sein für, also vielleicht Realschule oder sogar Abitur, und wenn du hier wohnst, nehmen die dich wetten sowieso nicht. Kann man ja aber die Adresse fälschen, nä. Oder doch die Tomaten, mal sehen.

Ich will das auch nicht wie bei Kai, Werkklasse für Blöde sollte der hin, dabei ist der echt nicht blöde, aber die Lehrer gleich: »Nee, den Abschluss schafft er sowieso nicht«, nä, »nee, der kriegt hier doch gar nichts mehr mit«, nä, »in keinem Fach.«
Hat er aber dann doch noch, nä, solchen Schrecken hat er gekriegt, Abschluss wird logisch nichts mehr, klar, aber Werkklasse musste er nicht. Ja toll.
Freitags erste Stunde ist immer Deutsch, also voll ätzend bei diesem Typ Wieland, den haben sie von der Real zu uns geschickt, und jetzt heult er immer fast, weil wir so blöde sind, ich aber nicht. Also ich mach auch mal Scheiß, nä, zuhören lohnt da echt nicht, »Inhaltsangabe«, braucht man doch später im Arsch. Aber ich grins immer freundlich, wenn der mich anglotzt, oooh!, und dann freut sich der Typ! Weil der so eine Scheißangst hat, nä, sieht man schon richtig, der mag gar nicht erst reinkommen zu uns, wetten dem zittern die Finger.
Und denn Recep immer, »rülps!« und »furz!«, und die Weiber denn: »Manno! Man kann gar nichts verstehen, Herr Wieland!«, und der Wieland denn: »Recep, wenn du dich nicht benehmen kannst ...«, aber Recep gleich wieder: »Oh, Entschuldigung, Herr Wieland, aber wir haben gestern Hammel gegessen mit viel Knoblauch, das liegt mir jetzt auf dem Magen!« Und die Weiber: »Herr Wieland, das

stinkt! Herr Wieland, der Recep furzt immer!« Und der Wieland so ganz flackerige Augen, und »jetzt aber ran an die Inhaltsangabe!«, und zu Recep: »Recep, wenn du dich nicht benehmen kannst«, nä, »dann schick ich dich vor die Tür.«

Und Recep ganz glücklich, »oh, danke, Herr Wieland, darf ich nach draußen?«, und geht schon los, und an der Tür winkt er noch mal so ganz cool, also Recep ist voll geil, und der Wieland denn: »Halt! Halt! Ich habe doch nicht gesagt …«, aber Recep ist schon draußen, und wie der Wieland hinterher, erwischt er ihn logisch nicht mehr, klaro, Recep ist wetten längst bei den Fahrradständern, eine durchziehen.

Aber jetzt fehlt er viel, Wieland, also den schaffen wir noch. Nicht wie in diesem geilen Film, nä, wo sie den Lehrer unter die Kreissäge, und denn chchchrrrmmm! chchchrrrmmm!, erst der Arm, und der schreit voll gut, uuuaaaahhh!, und denn chchchrrrmmm! chchchrrrmmm!, noch ein Arm, und die Beine, nä, in Scheiben, und das Blut immer so hoch, und der Typ brüllt immer noch, also das ist ja geil, logisch, aber in echt wäre der doch längst ohnmächtig und alles. Wäre aber natürlich nicht so geil, nä, wenn der gleich tot umfallen würde oder was, so bockt das mehr. Oder dieser Film von Holger, nä, wo die Platte rückwärts und sie den Zauber machen mit den Leichenteilen und alles, aus der Gruft, schschschppp!, ist der Kopf ab von dem Lehrer, iiihhh, wie der schon aussieht, aber geht wieder dran, und denn nachher diese großen Stiche, wo der wieder festgenäht ist, äääh hh, grässlich. Also das brauchen wir bei dem Wieland ehrlich nicht, der fehlt so schon jede Woche, wetten der geht zurück zur Real. Wenn sie ihn lassen. Wenn der nicht längst tot ist vor Muffe.

Ist aber geil, wenn er fehlt, erste Stunde, und ist noch keine Vertretung da. Recep gleich, »na, Alter, hast du den Film schon geguckt?«, nä, wegen der Videothek gestern, und ich, »logisch!«, und Recep, »was war denn das für einer?«

Konnte ich ja nicht sagen: »Duck Tales«, nä, Babykram, hab ich also den von Kuddi erzählt, mit den silbernen Anzügen und alles, und Recep gleich, »ach, das ist ›Aufruhr in der Bronx‹, ja geil, den hatten wir auch schon mal.«

War ich ja voll froh, dass er den geil fand, und Holger auch gleich und René und Andi, und Recep gleich den ganzen Film erzählt, ein Glück, hatte ich doch gar nicht gesehen.

Denn wollten wir zocken, aber René hatte seine Karten vergessen, ja Pech, und die Weiber immer: »Wenn der Wieland nicht gleich kommt, gehen wir zum Lehrerzimmer!« Und wir: »Wehe!«, und denn so ’n bisschen gekämpft, nä, nur so aus Bock, Kung-Fu, also Andi lernt das in echt, und Holger dabei leider gegen Schnulli, nä, und der gleich: »Manno! Lass das!«

Das ist ein Arsch, aber echt, sitzt immer nur so da und redet nicht, jedenfalls, alle finden den blöd. Brille hat der auch, also daran sieht man ja schon mal, und wetten die haben kein Video. Aber immer gleich: »Manno! Lass das!«, und eingeschnappt, wenn mal einer auf ihn drauffällt, soll er doch mitmachen, aber das würden wir ihn logisch nicht lassen.

»Nun heul mal nicht gleich, Kleiner!«, sagt Recep, und Schnulli wieder so ’n eingeschnapptes Gesicht und sagt nichts und legt seine Federtasche wieder auf den Tisch und räumt die Filzer ein und alles. Soll er doch Recep mal eine reinschlagen, wenn er sich traut, oder Andi oder was, aber nee, ist der voll zu feige dazu. Nur immer dasitzen mit seiner Brille und »Manno!« und maulen, und die Weiber lachen sich tot über den.

Und denn plötzlich die Tür auf, so mit Ruck, und der Hopfenmüller steht da, oh, Scheiße, Hopfenmüller als Vertretung. Also alle auf die Plätze, weil, Hopfenmüller ist eigentlich voll gut, streng, nä, aber gerecht, und lässt nichts durchgehen. Also bei dem wird das echt leise, und da melden sich auch welche und alles, und denn sagt der manchmal, »also, das war jetzt richtig gut, Mensch«, finde ich echt nett. Aber streng kann der sein wie nichts, also da traut sich nicht mal Recep, und wenn der rausgeht, ist auch immer gut, weil der denn sagt: »Also, das hat mir heute wieder richtig Spaß gemacht mit euch«, und echt haben wir da auch manchmal was gelernt, nä, so streng kann der sein. Aber jetzt alle auf die Plätze, und Hopfenmüller: »Herr Wieland ist krank, leider«, und wir, kicher, kicher, »oh, wie schade«, und Hopfenmüller: »Glaubt bloß nicht, dass ihr deswegen um eure Deutschstunde rumkommt«, und in den Zetteln gekramt und geht gleich zur Tafel. Haben wir wieder Inhaltsangabe gemacht, kann sein, im Kurztest schreib ich eine Zwei.

Im Fernsehen haben sie grade »California Clan« geguckt, wie ich gekommen bin, also nur noch den Schluss davon, Süße mit ihrer Barbie auf dem Sofa und Kai auf dem Teppich. Kuddi ein Glück nicht da. Und Mama in der Küche immer: »Wo ist mein Dosenöffner, verdammt, wer hat mir meinen Dosenöffner geklaut?« Hast du gleich gemerkt, sie war stinkiger Laune, also, wer klaut ihr schon ihren bescheuerten Dosenöffner, ich doch nicht. Aber Mama gleich ins Wohnzimmer, »das will ich jetzt wissen!«, und Kai ganz cool, »ja, ja, schon gut, Alte, wird sich schon finden«, und Mama, »ich will den jetzt sofort haben!«, also richtig beknackt, weil, wo sollten wir den wohl herkriegen, nä. Aber sie denn gleich Glotze aus, »also so geht das ja nicht!«, nä, »will ich kochen, und der Dosenöffner ist weg, aber hinterher immer jammern, dass es nichts zu essen gibt!«

Und Süße, »anmachen, Mama, wieder anmachen!«, und Mama, »du sei bloß still, Mensch!« Da hab ich schon gewusst, es war nicht nur wegen dem Dosenöffner, Süße hatte irgendwas gemacht, war ja klar. Und Kai ab ins Kinderzimmer, »beruhig dich mal, Alte«, aber Mama denn zu Süße: »Du sollst nicht so viel fernsehen, Mensch! Wirst du ja blöde von!« Und Süße heult, »anmachen, Mama, wieder anmachen!«, also nicht zum Aushalten.

»Ist denn los?«, sag ich ganz cool, und denn ab in die Küche und in den Schubladen gekramt, und siehste!, da war er, Dosenöffner, bloß bei den Folien und dem Scheiß, ja Pech. »Ich hab ihn!«, schrei ich, und Mama kommt, sieht aber immer noch stinkig aus, »ja, danke«, und macht die Dosen auf.

»Manno, schon wieder Ravioli!«, sag ich, und Mama: »Nun halt mal die Klappe, ja, das sind die gesunden diesmal, mit Vollkorn, aus dem Fernsehen«, und ich denk, Scheiß drauf, ist sowieso egal, was ich fress.

Und denn Mama plötzlich: »Diese blöde Tussi, als ob die was weiß, um meine Kinder kümmer ich mich schon selber!« Wusste ich, aha, also war wirklich was wegen Süße. Ich an den Kühlschrank gelehnt, »welche Tussi denn?«, und Mama, »die alte Scheißtussi vom Kindergarten!«, und ich, »wieso?«
Aber Mama immer so im Topf rumgerührt, muss man ja wegen Anbrennen, aber, Mann!, Ravioli können auch leicht zermatschen, nä, ich also, »sag doch mal!«
Und Mama ganz wütend, »ich soll mit ihr zum Arzt! Sie ist zurück für ihr Alter, nä, spricht nicht richtig, nä, immer nur Süße, sagt die Tante da, sagt nicht *ich*, so 'n Scheiß ...«
»Soll sie *ich* sagen?«, frag ich. Ist doch süß, wenn Süße immer Süße sagt, und Mama, »sagt die Tante da, *ich* muss sie sagen, nä, mit zwei schon, und Süße ist vier, da stimmt was nicht, sagt die Tussi«, und denn immer im Topf rumgerührt, hab ich schon gewusst, zum Essen gibt's Matsch.
»Und tut auch nicht richtig, was man sagt«, sagt Mama, »nä, und wenn sie alle ihre Brottasche reinholen sollen, tut sie das nicht, muss man ihr dreimal sagen, und spielt nicht mit den andern Kindern, also Scheiß!« Und Mama donnert die Teller auf den Tisch, »essen!« Also alles ziemlich blöd.
Wie Süße reinkommt, packt Mama sie an den

Schultern, »warum tust du nicht, was die dir sagen?«, und Süße, »Mama, Mama!«, und Mama rüttelt immer, »hä? Warum gehorchst du da nicht?«, und klatsch! rechts und klatsch! links, und Süße »Papa, Papa!«, und Mama, »sag mal *ich*! Los, sag mal *ich*!« Und denn kommt Kai, »bist du bescheuert, oder was?«, lässt sich auf den Stuhl plumpsen und fängt gleich an zu fressen, »äääh hh, ganz zermatscht!«

»Du sei still, ja?«, schreit Mama. »Das sind die gesunden!« Und Kai wieder, »schon gut, Alte«, da hab ich gewusst, also heute Nachmittag verschwinde ich am besten zu Holger. Wenn der keinen guten Film grade dahat, nä, also hat er aber meistens, läuft die Glotze sowieso, kann man wenigstens den Western um vier auf SAT und hinterher vielleicht auch noch was Geiles, weil, bei uns ist um fünf immer »Der Preis ist heiß«, also ohne macht Mama das nicht, da muss Kuddi sogar sein Video aus.

Aber wonggg!, genau in dem Moment Tür auf, Kuddi rein, »aha, aha, hier wird gegessen«, also der hatte schon was gebechert, nä, aber nicht viel, nicht wie Herbert zum Beispiel damals, bloß Frühschoppen oder so. »Aha, aha, geb mal rüber den Topf.«

Und Kai, kicher, kicher, »hmmm, leckerer Matsch!«, und Kuddi, »was soll das denn sein?«

Da ist mir das mit den zwei Mark wieder eingefal-

len, wie der mich gelinkt hat gestern, und ich: »Der war abgelaufen, der Film gestern, nä!«, und Kuddi, »na und?«, und klatscht so seinen Löffel zurück in Teller, »Scheißfraß!«
Ich da aber sauer, nä, »das gibst du mir zurück!« Und Kuddi wieder, »wieso? Wieso denn, beruhig dich mal, Kleiner, ja?« Und ich, »zwei Mark Strafe hab ich gezahlt, nä?«, und Kuddi, grins, grins, kicher, kicher, »ja Pech.«
Hab ich gedacht, jetzt soll Mama aber mal, nä, oder Kai auch, aber nee, die haben nur weiter ihren Matsch geschluckt und keiner was gesagt.
»Ich krieg noch zwei Mark!«, hab ich geschrien, aber Mama bloß: »Schrei nicht so, ja? Beim Essen wird nicht geschrien! Meine Kinder lernen, wie man sich beim Essen benimmt, ja?« Und Kuddi schon ab ins Wohnzimmer, neuen Film rein, und Kai gleich hinterher, also der hat mir auch nicht geholfen.
Hab ich immer die Schreie gehört, nä, und denn so wie Maschinengewehr, also das muss voll ein geiler Film gewesen sein, und die Matschravioli konntest du ja sowieso bloß wieder rauskotzen, aber ich trotzdem nicht ins Wohnzimmer, nee, war ich zu sauer auf den Typ.
»Der hat mich voll gelinkt, der Typ!«, hab ich Mama angebrüllt, aber Mama schon wieder: »Hab ich dir das eben nicht gesagt? Beim Essen wird nicht

gebrüllt!«, und denn die Teller abgeräumt und wütendes Gesicht, und plötzlich: »Weißt du was? Singen kann sie eigentlich ja auch, nä?«
Und ich, »hä?« und »was ist los?«, also voll daneben, nä, was das nun wieder sollte, und Mama: »Süße! Nä? Kann sie doch auch singen, nä, beim Fernsehen, braucht sie kein Gedicht lernen!«
Und ich schon wieder voll sauer, weil Süße hier und Süße da, bloß wegen dem blöden Fernsehen, aber meine zwei Mark sind im Arsch. Seh ich doch wetten nie mehr wieder, nä.
»Alle meine Entchen, nä?«, sagt Mama. »Komm mal, Süße, sing mal!«
Aber Süße nur grins, grins und so auf den Teller geglotzt, und Mama: »Mach schon, Süße, los! Al-le mei-ne Entchen …« Ist sie sich aber bestimmt blöde bei vorgekommen, logisch, wie sie das da gesungen hat, erwachsene Frau, war sie gleich wieder still. »Los, Süße, mach schon!« Aber Süße nur wieder den Mund verzogen, also denn heult sie immer gleich, nä, und Mama: »Heul bloß nicht gleich wieder los! Nun sing schon!« Und ich: »Ich geh mal eben zu Holger, nä?«, und Mama gleich: »Und wer passt auf Süße auf, wenn ich auf Arbeit bin?«
»Ich nicht!«, hab ich geschrien, also soll doch mal Kuddi, nä, oder Kai, der ist ja schließlich auch ihr Bruder, nä, gleicher Vater und alles, ich bin sowieso

nur halb mit ihr verwandt. »Wie redest du mit deiner Mutter?«, hat Mama gebrüllt, »Nicht dieser Ton, ja?«, also soll sie doch mal zu Kai sagen, aber immer nur zu mir.

»Hättest du eben nicht immer mit den Typen rum und so viele Kinder gekriegt!«, schrei ich, weil ich wütend bin, nä, und Mama klatsch! klatsch!, eine rechts, eine links, wenn man das jetzt sieht im Gesicht, kann ich sowieso nicht zu Holger.

»Nicht in diesem Ton mit mir, ja?«, schreit Mama, also sie kann echt schweinewütend werden, meine Alte, muss man aufpassen. »Wie der Herr Vater, nä, genau wie der Herr Vater! Immer so fein und immer so vornehm, aber nee, heiraten ist nicht, Scheißtyp!«

Und denn schmeißt sie mir was hin, Briefumschlag, ich denk, wieso? Und da ist das genau von meinem Alten. Also echt mit Schreibmaschine und so, Briefumschlag von Spar, voll cool, zeig ich mal jedem morgen in der Schule. Echter Filialleiter, nä? Aber hatte sie schon aufgerissen, den Umschlag, Sauerei, »meine Post!«, schrei ich, »das ist meine Post! Das geht dich gar nichts an!« Und Mama: »Nicht in diesem Ton, nä? Schließlich bin ich immer noch deine Mutter!«, und ich denk, ach, ist doch scheißegal, und den Brief rausgeholt.

Also, das finde ich voll cool, nä, mein Alter zahlt ja

immer, das sowieso, aber der schreibt auch manchmal und alles, und am Geburtstag sogar Päckchen. Mistkram immer, also so 'n Buch war das mal und so 'n Spiel, wo man würfeln musste, aber ist doch nett von dem. Nicht wie der von Kai und Süße, wo der sogar mal verheiratet war mit meiner Alten, aber jetzt: nothing. Und kommt auch nicht und besucht uns oder was, aber mein Alter aus Osnabrück wenigstens immer mal Post oder Päckchen, also wenn ich mit der Schule fertig bin, zieh ich vielleicht zu dem hin. Mal sehen.

»Lieber Steffen!«, schreibt der, »am Donnerstag, d. 11.10. bin ich geschäftlich in eurer Nähe. Ich würde mich darum freuen, wenn ich dich bei dieser Gelegenheit einmal sehen könnte. Ich melde mich, wenn ich in der Stadt bin. Mit freundlichem Gruß, Alfred Wronzek«

Also wie der das schreiben kann, nä? Mit so vornehmer Sprache und alles und mit Schreibmaschine, und denn dieses Papier mit Spar oben draufgedruckt. Echt gut, mein Alter. Zieh ich echt vielleicht zu dem hin, wenn ich aus der Schule bin, mal sehen, und denn Lehrstelle und alles, na gut, Tomaten sind Scheiß, aber alles kannst du nicht haben.

Und Mama am Spülbecken wieder, »Scheißtyp!«, also da ist die echt sauer auf meinen Alten, ist ja klar, Frau von einem Filialleiter, nä, in Osnabrück,

das wäre sie logisch gern gewesen. Aber egal, ich gleich ins Wohnzimmer und so ganz cool zu Kai: »Mein Alter hat übrigens geschrieben, nä?«, und Kai, »Fresse!«, weil, im Fernsehen haben sie einen grade so in eine Presse, nä, altmodisch aus Holz oder wie, und denn drrr! drrr! und krrtsch! krrtsch!, und der immer kleiner, knack! knack!, die Knochen, und gllbsch!, das Gehirn, nä, grau, echte Matsche, und sabscht an der Presse fest.
»Der will mich besuchen, nä?«, und Kai, »ja toll!«, und denn so mit dem Arm geschlenkert, hab ich gewusst, ja logisch, der ist voll neidisch jetzt. Bin ich ins Kinderzimmer gegangen, »na gut, ich pass auf Süße auf!«, und Mama: »Und wenn einer von der Stütze anruft, wenn ich weg bin, was sagst du denn?« Und ich: »Dass du bei unserer Oma …«, und Mama: »Okay, okay.«
Also den Brief hab ich in meine Schultasche gesteckt, nä, da geht keiner ran. Wenn der Typ kommt, mal sehen, vielleicht kauft der mir was Gutes.

Sonne, hell, Wüste, alles Sand, und die Sonne so von oben, ich schon längst den Helm ab, logisch, Oberkörper nackt, knallbraun, und der Schweiß immer so über die Muskeln, aber ich halte durch. Alles bloß

Piste hier, Wellblech, die Maschine hoppelt und hüpft, am Horizont paar Kamele, aber Vorsicht!, kann ja auch Fata Morgana sein.
Ich denk: Wasser! Zur nächsten Oase noch ewig weit, so viel Schweiß, logisch, wirst du auch durstig. Aber durchhalten, Steffen, ich halte durch. Wüstenrallye, das Feld längst hinter mir, ich allein an der Spitze, aber denn plötzlich, Mann!, stirbt die Maschine. Ich will Gas, aber nee, kein Ton.
Sonne, hell, Wüste, alles Sand, und die Maschine kein Ton, ich denk: Keine Überlebenschance, Mann! Eine Stunde, du hast eine Stunde, Sonne prall auf den Kopf, bist du tot.
Das Feld noch meilenweit hinter mir, nie kann da in einer Stunde einer da sein. Denk ich ganz cool, logisch, Rennfahrer ganz cool, also das war's denn. Ich denk, wenn sie mich finden, will ich auf meiner Maschine sitzen, nicht wie sonst immer die Leichen in der Wüste, Fingernägel im Sand und Maul so weit auf, Zähne und alles, wenn sie mich finden, will ich auf meiner Maschine sitzen, ein Held bis zum Tod.
Hör ich plötzlich das Geräusch, noch Meilen entfernt, aber logisch, scharfe Ohren, was kann das sein? Das Feld noch viel zu weit weg, aber da kommt einer, weiße Klamotten, weiße Maschine, bremst neben mir, dass der Sand nur so aufspritzt, ich denk: Nanu? Reißt der sich den Helm ab, schon

älterer Typ, knallbraun und alles, Staub in den Falten im Gesicht, also voll cool, wie dieser alte Ninjatyp immer in diesen Ninjafilmen, sagt der plötzlich – also breitet die Arme aus plötzlich und sagt: »Ich bin dein Vater!« Und ich: »Vater!« Und er: »Mein Sohn!«, und gibt mir zu trinken, voll geile Stahlflasche, und wir zusammen auf seine Maschine, und logisch die Rallye gewonnen.

4.

Hab ich denn logisch nicht viel geschlafen, nachts, weil Süße hatte so Husten, nä, immer so keuch, keuch, schnief, schnief, und rumgeschmissen im Bett, und ich: »Jetzt sei doch mal still, Mensch! Kann doch kein Mensch bei schlafen!« Aber sie gar nicht aufgewacht und immer nur keuch, keuch, also kann sie ja auch echt nichts für.

Kai war nicht da wieder mal, und Mama denn immer: »Das reißt so ein bei dem Jungen! Der treibt sich so rum, Kuddi! Ich mach mir da Sorgen!« Aber Kuddi nur, »ach was, der ist fünfzehn«, und gerülpst und Hosenknopf aufgemacht, hab ich schon gewusst, der ist geil wie Sau und kann wieder nicht warten. Bin ich denn lieber ins Bett, weil ich das Scheiße finde immer, nä, wenn Kuddi und Mama, das will ich gar nicht wissen irgendwie.

Aber denn immer Süße mit ihrem Husten, und ich an meinen Alten gedacht, was der wohl mit mir macht, wenn er mich besuchen kommt, und was der wohl

kauft. Weil, wenn der schon kommt, hat der doch logisch einen Grund, sagt der vielleicht, also hör mal zu, Junge, hier, das ist doch nichts für dich, komm man mit mir nach Osnabrück, ich bin Filialleiter, kriegst du eine gute Ausbildung, grade das Beste ist gut genug für meinen Sohn, nä. Also denk ich mir so, nä, und denn ab nach Osnabrück, und erst mal dieses Skateboard, nä, zu 129,–, obwohl, kriegt er ja nicht billiger denn von dem Vater von Holger dem Arbeitskollegen davon, nicht in Osnabrück, aber mal sehen, Filialleiter ist ja auch schon was, kennt der vielleicht selber einen bei Quelle oder was. Und mit fünfzehn darf man schon Mofa, nä, im Katalog 1300,–, aber gibt's auch noch geiler. Oder na gut, vielleicht auch gebraucht, aber kauft mein Alter mir denn auch. Und der immer: »Für meinen Sohn ist mir das Beste grade gut genug«, nä, und Helm dazu und Handschuhe und mal sehen vielleicht auch so 'nen voll geilen Nierenschutz.
Also, wenn der mich fragt, Donnerstag, wetten ich geh mit. Bin ich eingeschlafen.

Nächste Zeit in der Schule Wieland immer noch krank, ja toll, Hopfenmüller als Vertretung, und denn Räuberer, diese alte Tussi, die immer mit dem Lineal auf den Tisch haut, ja Pech. Haben wir Krampen gespuckt, Holger und ich, mit Spucke ein-

gerotzt und denn voll drauf, aber leider nicht getroffen.
Hat sie aber gemerkt, und denn gleich: »Du da, mit dem roten Pullover, wenn das nicht gleich unterbleibt, meldest du dich bei der Schulleitung!« Und Holger und ich kicher, kicher, unterbleibt, solche Wörter, denkst du doch gleich Unterleib, haben wir weiter gerotzt. Und denn Holger plötzlich sie voll getroffen, also echt Unterleib, mussten wir so lachen, und die Tussi schnauf, schnauf, »ich hatte euch gesagt, noch einmal, und ihr geht zur Schulleitung!« Und Holger ganz cool: »Nööö, denk ich gar nicht dran«, und die Tussi wieder: »Noch ein Wort, und du wirst an mich denken!« Und Holger so ganz langsam aufgestanden, trödel, trödel, gähn, gähn, und die Tussi: »Wird's bald?«, und Holger: »Ja, ja, schon gut!«, und zwei Finger an die Stirn und ab. Hat sie mich ganz vergessen bei oder vielleicht auch Schiss, dass ich auch nicht gleich geh, weiß ich nicht, musste ich nicht zur Schulleitung hin.
Aber Holger hinterher sauer, »du hast das auch!«, und ich, »aber nicht getroffen!«, nä, und Holger: »Na und? Na und?«, und will mir am liebsten gleich in die Fresse. Aber ich abgehauen, zu Recep, nä, zockt der schon wieder mit Andi und René, und ich zugeguckt, seh ich gleich, Andi schon wieder voll zu blöde, gutes Blatt verschenkt. Aber ich nichts ge-

sagt, logisch, und denn nächste Runde mitgespielt. Wie wir denn nach Hause, Recep wieder: »Voll geilen Film haben wir gestern«, nä, und Holger gleich auch, Karate, also steh ich nicht so drauf. Also ich ganz cool, »das bockt doch nicht«, und den von Kuddi erzählt von gestern, Ninjafilm, wie der mit dem Wurfstern immer, ssst!, und rein in die Gurgel, Halsschlagader, spritz! spritz! Aber Recep gleich, »der ist doch total alt, Mann, gelber Punkt!«, nä, und denn seinen erzählt, und ich wieder sauer.

Wie wir denn bei Edeka, Recep gleich: »Mutjoggen, wollen wir Mutjoggen?«, nä, und stellt sich auch schon hin, und ich, Scheiße, nä, hab ich wieder voll Schiss, aber Holger auch schon an der Straße, kannst du nichts machen.

Und denn aber plötzlich, echt Glück, kommt dieser Schnulli, stolper, stolper, glotzt immer so auf seine Füße, nä, uns gar nicht gesehen, also tut jedenfalls so, und die Tasche so in der Hand, schlenker, schlenker, also echt behindert. Und ich gleich, »ej, Schnulli, willst du nicht mitmachen?« Und Holger sieht den auch, und auch gleich, »ej, Schnulli, los, mach mit!«, und uns schon totgelacht, und Recep kommt auch wieder rüber von der anderen Seite, Bremsengequietsch, aber fährt weiter, und Recep so vor Schnulli hin, »na, Kleiner, kannst du nicht reden? Wir haben dich was gefragt!«

Konnte der also nicht mehr so tun, als ob er uns nicht sieht, musste der also voll hingucken, und denn so schief und Augen flacker, flacker, und Schiss bis ins nächste Jahrtausend, aber sagt: »Nein danke.«

»Nein danke«, also da hätten wir uns voll fast bepisst, »nein danke«, also das ist echt komisch, und Holger boxt ihn so bisschen in die Seite, »los, los, das war keine Einladung«, nä, und Recep auch, »traust du dich wohl nicht, was?«, aber ich kein Wort, weil, sonst wäre denen vielleicht wieder eingefallen, dass ich auch rennen soll. Und da haut der plötzlich ab, also echt, hätte ich dem gar nicht zugetraut, Schnulli, Haken links um Recep rum und denn ab, Affenzahn, hätte ich gar nicht geglaubt, war der schon weg.

»Voll Scheiße!«, sagt Holger, aber Recep will sich totlachen, »habt ihr das gesehen? Mann, der ist gerannt!« Und lacht sich voll tot, und ich denk, jetzt kann ich weg, also bloß kein Mutjoggen, nä. Ich also, »ja, tschüs«, nä, »ich muss noch los, Filme holen!«, und Recep hinterher: »Was denn, Alter? ›Dschungelbuch‹?« und bepisst sich schon wieder. Aber ich nur gewinkt und so ganz langsam trödel, trödel ab. Echt ein Glück war das mit Schnulli.

Mama denn zu Hause mit Süße auf dem Flur, Haare geföhnt, und »guck mal, Steffi, ist sie nicht süß?« Hat sie schon ewig nicht mehr gesagt, Steffi, also, soll sie sich auch hüten, wenn Kai oder irgendwer dabei ist, aber so, also ist doch ganz lieb. Und ich auch gleich: »Mmhh, ja, sieht gut aus!«, und Mama: »Nur das Gedicht will sie nicht sagen«, nä, »sag mal, Süße!« Aber Süße wieder so mit der Lippe gezittert, und Mama: »Ist ja auch egal, nä? Wenn sie so süß aussieht und alles, also glaubst du, sie hat Chance?«

Und ich: »Logo«, dabei, mir ist das doch ganz egal, kann ich mir sowieso nicht vorstellen, Süße im Fernsehen, muss sie doch auch mal reden oder was. Sag ich also »aber wenn die sie vielleicht auch mal hören wollen? Vielleicht kriegt sie ja 'ne Rolle, da muss sie reden oder was, und was ist denn?« Und Mama die ganze Zeit immer so mit dem Föhn um Süße rum und ordentlich Gel ins Haar, richtig fluffig. »Also das werden die ja wohl können!«, sagt Mama ganz ärgerlich, »so 'nem Kind seine Rolle beibringen, also das ist doch der Beruf von denen, nä? Also das werden die doch wohl hinkriegen, wenn sie Süße am tollsten finden!«, und denn Süße so gedrückt und bisschen Küsschen, und Süße auch gleich gelächelt, also echt wie so 'n Engel. Süßer ist ehrlich bestimmt keine.

»Da mach ich mich jetzt auch nicht mehr verrückt mit, nä«, sagt Mama. »Dass ich ihr das Gedicht beibring oder was. Hübsches Kleid hat sie, Haare mach ich ihr morgen noch, und bei der Arbeit ruf ich heute Abend an und sag, ich bin krank morgen. Eigentlich schade ums Geld, aber na ja«, und denn küsst sie Süße noch mal, aber die haut schon ab, und Mama ins Wohnzimmer, Teleshop gucken. Hab ich gleich gemerkt, Kuddi ist nicht da, Teleshop dürfte da sonst bestimmt nicht an sein. Und Mama jetzt immer: »Oh, guck mal, die Schuhe! Aber 58,90!« Und: »Iiih, guck mal, der Blazer! Ist ja richtig omahaft!«, und denn all der Schmuck und das Service aus schwarzem gehärtetem Glas, bruchsicherer Rand, wollte sie am liebsten alles kaufen. »Sieht doch irgendwie toller aus als im Katalog, oder?«, sagt Mama. »Im Katalog sieht das manchmal so langweilig aus, nä, aber wenn das hier eine vorführt und dahinter so Springbrunnen …« Und ich, grummel, grummel, ja, ja, mir ist Teleshop echt egal, immer die blöden Klamotten, aber Mama findet das logisch voll geil.
Und denn bimmel, bimmel, Tür auf und Kai. Nur Sweatshirt an und Jeans, keine Jacke, und Mama gleich: »Wo ist deine Jacke? Sag das mal, los! Wo ist deine Jacke?« Und Kai: »Jaja, reg dich ab, Alte, die kommt schon wieder«, und Mama, »wenn die

weg ist, du, das sag ich dir aber, neue kauf ich dir nicht!« Und Kai, »jaja, schon gut, alles klar«, und ins Kinderzimmer. Und ich zu Mama, »hat der bestimmt bloß in der Schule vergessen!«, und Mama so ganz wütend, »der ist fünfzehn! Der ist fünfzehn, Mensch!«, und ich hinter Kai her ins Kinderzimmer.

Aber Kai schon auf dem Sofa, Kopfhörer auf, wetten, wieder Heavy Metal, und ich: »Sie ist sauer auf dich, Mann!«, aber Kai nur immer Fuß wipp, wipp, und Augen zu, »Fresse, Mann!«

Und ich ganz sauer, »passt du heute aber mal auf Süße auf!« Und Kai immer noch so doing! doing!, und aus dem Kopfhörer konntest du das echt mithören.

Und Kai plötzlich den Kopfhörer weggeschmissen, »das ist echt Scheiß, Mann!«

Und ich, »wieso? Immer pass ich auf sie auf!«, und Kai, »Quatsch, Mann! Doch nicht wegen Süße!« Und denn: »Die hab ich beim Surfen verloren, Scheiß! Die hatten uns fast geschnappt!«

Und ich gleich ganz high, ja toll, ist doch echt wie im Fernsehen.

»Von der Bahnpolizei«, sagt Kai, »oder Kontrolleure oder so Typen, nä, immer hinter uns her, echt, und denn fast geschnappt!«

»Voll geil!«, sag ich, aber Kai ganz wütend, »bist du

bescheuert? Wenn die jetzt meine Jacke haben, nä, und da ist vielleicht noch was drin?«
»Was denn«, sag ich, »was denn, voll gerotztes Taschentuch?«, finde ich so komisch, nä, muss ich echt lachen.
»Wo mein Name draufsteht, Mann«, sagt Kai wütend, »denn wissen die doch gleich!«
Hatte ich gar nicht dran gedacht, aber klar, und ich: »Oh, Mann!«, und denn Mama die Tür auf, »ich geh jetzt, nä?«, und wir, »jaja.«
Und Mama, »du weißt ja, was du sagen musst, wenn die von der Stütze ...«, und ich wieder, »ja, ja«, und denn ist Mama gegangen.

Strecke Hauptbahnhof–Dammtor, also über die Alster, wo die Brücke so, nä, und rechts siehst du immer die Autos: Ich voll rauf auf die Chaise, S-Bahn, ich obendrauf, und der Wind immer so durch meine Haare. Tempo hundert, logisch, gehen die Haare gut ab, ich so vorgebeugt bisschen, gegen Wind, Arme so breit, Mann, ich denk, ich heb ab. Und rechts und links immer die Segelboote, logisch Sonne, nä, und die Typen stehen da drauf mit Fernglas oder was und die Tussis und glotzen hoch. Ja, seid ihr neidisch mit euern Segeldingern, gut, Wind ist auch, aber Tempo hundert, nä, schafft ihr da nie.

Und denn Brücke zu Ende, jetzt rufen die schon und winken, ej, Steffen King of the Line. Ich ganz cool auf die Knie, also gleich Einfahrt in Bahnhof, seh ich unten die weiße Maschine.
Seh ich neben dem Bahndamm die weiße Maschine, gleiches Tempo wie der Zug, und der Typ voll in Weiß und guckt immer hoch, schreit er: »Spring!« Bin ich gesprungen.

5.

Das war ja gleich klar, mit Süße, nä, wenn eine nicht redet, also im Fernsehen, das war ja gleich klar. Kannst du fluffige Haare haben und alles und schrilles Kleid, egal. Reden musst du schon können, wenigstens bisschen.
Aber Mama, nä, die hat das ja nicht gecheckt, und bin ich doof, dass ich ihr das sag. Krieg ich doch nur den Ärger, nä, also halt ich lieber die Schnauze, und denn Mama voll down, nächsten Tag. Wie ich aus der Schule, nächsten Tag, sitzt Mama schon da, also war erst halb zwei, und »California Clan«, aber keiner guckt hin. Und Süße auf dem Sofa und heult, schrilles Kleid und alles, und Mama immer: »Das wirst du aber noch lernen, du! Das wirst du aber noch lernen!«, und dabei Süße auf die Glocke, immer so doing! doing!, und Süße, »Papa! Papa!«, und Mama wieder, »98 Mark! Das Kleid hat 98 Mark!«

Aber Süße logisch keine Ahnung, was das soll, 98 Mark, hat sie ja noch keine Ahnung von, nä, also weiß grade mal bis vier, also vielleicht, und Mama wieder: »Bin ich denn blöd? Dass die sich totlachen? 98 Mark!« Und doing! doing!, Süße auf die Glocke.
Also war das ja klar, nä, hab ich sowieso gewusst, aber trotzdem Scheiße wegen dem Geld. Also 98 Mark, nä, noch 12 dazu, hast du 110, nä, und von dem Vater von Holger der Arbeitskollege die Frau davon, nä, wenn die das Skateboard, hätte das gereicht. Aber nee, musste ja für Süße, »Süße soll ein Fernsehstar«, nä, hab ich ja gleich gewusst, fluffige Haare reicht nicht aus. Also Scheiß.
Aber Mama immer gejammert, nicht so mit »oh! oh!« oder was oder Arme breit und schluchz! schluchz!, aber auch schon ganz schön schlimm, jammer, jammer, und Süße immer auf die Glocke. Und ich gleich, »was ist denn jetzt los?«, dabei hab ich ja gewusst, aber Mama, »glaubst du, die sagt da mal einen Ton? Sagt da mal –«, doing! auf die Glocke, »ihren Namen oder was?«
Und Süße, »Mama, Mama!« und »Papa! Papa!«, und ich, »ja Pech, hat sie nicht gekriegt?«, und Mama, »gekriegt, die? Die hat ja nichts gesagt, Mensch, geheult hat die, und dabei hatte sie das beste Kleid, Mensch, guck mal ihre Haare, aber nee,

nichts gesagt, wie die: ›Wie heißt du denn?‹, sie nur Kopf in Ärmel und nichts gesagt, und die gleich: ›Nein, also, das tut uns furchtbar Leid, aber wenn ein Kind so schüchtern ist‹, nä, also schüchtern, nä, Süße!, die: ›Tut uns Leid, aber das ist Voraussetzung‹, und wir schon raus und vielen Dank und war es gewesen. Scheiße!«, schreit Mama und will Süße jetzt über die Ohren, aber Süße ab ins Kinderzimmer, und ich denk, geschieht ihr recht, und ich sag: »Aber sie ist ja auch noch klein, nä, haben die doch geschrieben, fünf bis neun.«

»Jaja!«, schreit Mama und schmeißt sich aufs Sofa und schleudert ihre Schuhe vom Fuß voll gegen die Wand, »ja, ja, halt's Maul!«

Da hab ich gewusst, also besser, ich verschwinde jetzt. Bin ich erst mal aufs Klo, weil, Kinderzimmer war ja Süße, und gesessen und geschissen und gedacht, wenn der jetzt kommt, mein Alter, und sagt: »Mein Sohn, das ist doch hier nichts für dich«, nä, »komm du mal mit mir«, nä, »nach Osnabrück«, sag ich, »bongo, okay denn«, und ab. Weil, das geht mir echt auf die Eier jetzt, aber wenigstens Kuddi nicht da.

Sag ich: »Also tschüs denn, ich geh noch mal bisschen«, und Mama im Wohnzimmer, aber jetzt Werbung, Lautstärke voll auf, und Mama: »Wohin?«, und ich gleich: »Zu Holger!« Und Mama: »Die

Hausaufgaben?«, und ich: »Keine auf.« Und denn ab mit dem Fahrstuhl, und Kai noch nicht da. Also geh ich zu Holger, nä. Der hat immer was Geiles, mal sehen, vielleicht auch »Exterminator«, oder neulich »Ghost Busters II«, mal sehen.

Aber Holger denn gar nicht zu Hause, ich klingel, klingel, bim, bim, aber keiner macht auf. Ja Pech. Bin ich also runter auf die Straße, aber kein Mensch, ist ja logisch die Zeit. Hab ich überlegt, wo ich noch klingeln kann, also Recep ist nicht, weil da immer die Familie, obwohl, Filme haben die geile. Und Andi und René weiß ich nicht, wo die wohnen, also war ich mal da irgendwann, ewig her, aber weiß ich nicht mehr.
Ja Scheiß.
Bin ich so Richtung Edeka, trödel, trödel, und schon gedacht, ob ich vielleicht Mutjoggen allein, nä, war ja nichts anderes los. Wie ich klein war, also Jahre schon her, hab ich echt manchmal draußen gespielt, Fahrrad fahren oder was, was die Kleinen so machen, Sandkiste gab es auch. Hatte ich sogar eine Freundin, ehrlich wahr! Da haben wir manchmal drinnen gespielt, Puppenküche hatte die, durften wir echt mit Wasser, voll geil. Also fanden wir damals, echt mit Wasser, voll geil, aber denn ist sie weggezogen, anderer Stadtteil, ja Pech. Aber war

ganz gut, weil Weiber sind Scheiße, nä, jetzt also finde ich, Recep auch und Holger. Also hätte ich sowieso nicht mehr mit gespielt. Sandra hieß die.
Und denn, wie ich so bei Edeka, Haus davor, kommt plötzlich einer raus, und glaubst du das: Schnulli. Und ich so stinkige Laune, denk ich, na warte, du Arsch, aber sagt der schon: »Na, Steffen?«, guckt immer so runter, aber: »Na, Steffen?« Ich denk, ich fall tot um, also wer hat dem das erlaubt, nä, mich blöde anquatschen. Will ich grade sagen, hau ab, du Arsch, oder deine Mutter kennt deine Fresse nicht mehr wieder, geht die Tür noch mal auf. Kommt so 'n Typ raus, Regenjacke, Gummistiefel, und denn zwei Angeln und Eimer und Kram. »Nun mach schon, Sebastian!«, sagt der, also Sebastian, nä, Schnulli, und denn sieht der mich da und glotzt so und sagt: »Hallo, guten Tag.«
Und Schnulli gleich: »Das ist Steffen aus meiner Klasse«, aber guckt immer noch runter, und ich denk, Mann!, sind wir hier beim Damenverein oder was, höflich vorstellen. Will ich schon abhauen, sagt der Typ mit den Stiefeln: »Warum sagst du mir denn nicht, dass du verabredet bist, Sebastian? Hätte ich doch gar nicht vorgeschlagen, dass wir angeln gehen!« Und Schnulli immer noch auf den Boden. Verabredet, Mann! Ich glaub, der hat den Arsch offen, mit Schnulli verabreden, da müsste

ich erst total besoffen sein oder was, aber der Typ schon wieder: »Oder möchtest du mit zum Angeln? Kannst du gerne, wird ja nicht teurer, zwei Ruten sind zwei Ruten.«
Zum Angeln, also! Zum Angeln war ich noch nie, nicht echte Angel, also echter Haken und denn Fische tot. Nur so mit Stock immer, nä, und Band dran, wie wir kleiner waren, mit Herbert mal, dem Sauftyp also da von meiner Alten. Also würd ich schon gerne mal, echt angeln, aber so mit Schnulli, nä, und bestimmt sagt der auch gleich, dass wir gar nicht verabredet sind, aber nee, guckt immer noch so runter, und da sagt der Typ: »Also denn mal los, kommt schon mit, der Wagen steht auf dem Parkplatz«, und geht einfach los.
Und Schnulli ganz langsam hinterher, trödel, trödel, und guckt auf seine Füße, und denn mal ganz kurz blitzschnell zur Seite, wo ich steh, ob ich mitkomm.
Und ich denk, ach, Scheiße, ist doch egal, Holger nicht da und Recep geht nicht, und zu Hause mault die Alte doch nur rum. Kann ich auch mitgehen, Angeln angucken, nä, besser als rumhängen. Aber dass Schnulli nicht denkt, das ist wegen ihm, nä, dass der nicht morgen in der Schule was sagt oder so, denn gibt's auf die Glocke.
Ich also hinterher, aber keinen Ton, im Auto auch

keinen Ton, und der Typ guckt immer so in den Rückspiegel und grinst, »bist du taubstumm geboren?«
Muss ich lachen, aber dass Schnulli ja nicht denkt, das ist wegen ihm.
»Findest du das gut in der Schule?«, fragt der Typ, und denn rauf auf die Schnellstraße, und ich, »nee, nicht besonders«, und der Typ grinst und sagt: »Hab ich auch nie gefunden«, also so Erwachsenengerede. Und Schnulli stumm wie tot, aber dreht sich plötzlich zur Seite und grinst mich so an, ganz kurz nur, kann ich ihm nicht verbieten.
»Sind wir schon da!«, sagt der Typ, rein in Sandweg, huppel, huppel, und scharf gebremst. »Alles mal aussteigen.«
Also bisschen blöde ist das ja, aber echt, kannst du sagen, der Schnulli hat echt Glück mit seinem Alten.

Also angeln, also echt, ist gar nicht so ungeil. Musst du erst so Maden an Haken, mittendurch, also darfst du natürlich nicht denken, kommen hinterher Fliegen raus. Und denn so hinstellen und so mit Schwung, dass das ins Wasser klatscht, aber die Pose immer oben.
Und der Vater von Schnulli mir das gezeigt, also Schnulli konnte das logisch auch so. Also hatte der ja alles schon mal gemacht, auch so mit Schwung,

konnte der logisch echt gut, ich musste erst dreimal probieren.
Und der Alte denn gleich, »kannst du mir sagen, wenn was gebissen hat, helf ich dir beim Abnehmen«, und ich denk, woher weiß ich denn, ob was gebissen hat, nä, kann ich doch unter Wasser nicht sehen, aber schreit Schnulli schon: »Schnell, schnell, zieh raus, deine Pose!« Und ich guck hin, und die Pose zittert immer so, und die Angel raus, und echt!, hängt ein Fisch da am Haken und zappelt immer so. Also ganz winziger Fisch, fünf Zentimeter vielleicht, aber zappelt wie blöde, und ich denk mir, Mensch!, das tut dem ehrlich weh.
Aber Schnulli sich den schon gegriffen, und denn Maul auf und rein und Haken raus, und der Fisch zappelt immer noch so, also ehrlich, als ob er schreit. Aber kannst du ja nicht hören.
Und Schnulli schmeißt den zurück in Teich, ohne fragen. Also ich gleich: »Wieso? Wieso das denn? Den hab ich doch geangelt!« Und Schnulli richtig kicher, kicher: »Der war doch viel zu klein! Wir nehmen doch keine Stickels! Kannst du ja gar nichts mit anfangen!« Und ich, aha, Stickels heißen die, und sag, »logisch, ja klar«, und gleich neue Made an den Haken. Also ehrlich, war gut.
Und denn der Alte von Schnulli zurück, so mit Eimerchen, und hat Würmer gebuddelt. Schneidet der

mittendurch, der Typ, ääh, finde ich eklig, und denn rauf auf den Haken, keine Maden mehr. »Nun mal ran, da beißen die besser.« Und ehrlich, gleich später, da wackelt die Pose so, also richtig gewackelt, nicht mehr so zitterig, und Schnulli ganz schrill: »Das ist ein Großer! Zieh raus, zieh den raus!« Und ich zieh, und der ist ehrlich sicher vierzig Zentimeter. »Ich hab einen!«, schrei ich, und der Alte kommt gerannt, streitet sich richtig mit Schnulli, wer den abmachen darf, und denn rein in den Wassereimer, zappelt das Vieh so drin rum mit seinen Glupschaugen.

»Schmeißen wir den nicht zurück?«, frag ich, und der Alte lacht, und Schnulli lacht auch, und der Alte sagt: »Willst du den nicht mit nach Hause nehmen? Hast du doch geangelt!« Und ich, o Mann, wenn ich den da anbring, wird Kai aber glotzen.

»Ja, geil, danke schön«, sag ich, und der Alte grinst, »nichts zu danken, willst du gleich noch mal?«, und ich: »Logisch«, und gleich weiter probiert, aber so großen hab ich keinen mehr. Nur noch zwei mittlere, also so ungefähr zwanzig Zentimeter, und Schnulli noch drei große, also echt, der hat das voll drauf.

Aber denn ist es dunkel geworden, Himmel erst so gelb und Bäume ganz schwarz, wie im Fernsehen. Und der Alte sagt, »also, dann wollen wir mal«, und

die Fische totgemacht, alle, dass wir sie ins Auto nehmen konnten. Wollte ich nicht so gerne zugucken bei.
Und denn raus aus dem Huppelweg auf die Schnellstraße, konntest du die Hochhäuser schon sehen. »Soll ich dich absetzen?«, sagt der Typ, und ich, »ach, ist nicht nötig«, aber der, »doch, doch, keine Mühe.« Und hält vor unserem Haus, und die Fische in Zeitung krieg ich gleich mit. »Wenn du willst, kannst du gerne mal wieder!«, sagt der, und denn düst er gleich los. Und ich rein in Fahrstuhl. Also, der war gar nicht arbeitslos, der hat bloß Urlaub gehabt, um die Küche zu streichen. Und denn haben sie plötzlich Lust gekriegt, angeln zu gehen, einfach so, sind sie losgefahren. Und so war das.

Zu Hause ist Ramba-Zamba, seh ich gleich. Mama schreit mit Kuddi, guck ich auf die Glotze, echt, hat der wieder seinen Film reingelegt, dabei ist gerade »Der Preis ist heiß«. Und Mama: »Das ist hier immer noch meine Wohnung!«, und der Typ, »ja, ja, sei still, ist ja gleich aus.« Und Kai auf der Sofalehne und guckt den Film, denk ich, aha, haben sie ihn nicht geschnappt, wetten, kein Zettel in der Jacke.
Und Mama wütend in die Küche und ich hinterher, ich denk: Freut die sich doch, kriegt sie drei Fi-

sche, kann sie was kochen. Wetten, staunt die nicht schlecht.

Leg ich die Zeitung auf den Tisch, und Mama gleich: »Was ist das denn? Was ist das denn?« Und ich ausgewickelt, »Fische!«, und Mama: »Igitt! Nimm die da weg!«

Und ich: »Hab ich selber geangelt! Kannst du kochen, die sind gut!«, aber Mama wieder, »nimm die weg, hab ich gesagt! Iiih, wie die schon glotzen!«

Und ich denk, dafür haben wir die nicht totgemacht, schöne Fische, »kannst du braten!«, sag ich wieder, und Mama ganz hysterisch, »aus meiner Küche, hab ich gesagt! Glaubst du, ich will denen den Bauch aufschlitzen und die Därme rausholen? Wenn ich Fisch essen will, kauf ich Fischstäbchen!«

Aber die Fische immer noch so geglotzt, und ich, ach, Mensch, Scheiße, und schmeiß die in Müll.

»Denn eben nicht!«, schrei ich sie an, aber Mama schon wieder ins Wohnzimmer, und ich denk, Mist alles, so ein Kack, braucht man ja gar nicht mehr angeln. Bin ich zu Süße ins Kinderzimmer. Und Süße da ganz verheult, hab ich gewusst, Mama ist immer noch sauer wegen Fernsehen, dabei kann Süße doch echt nichts dafür. Wenn eine erst vier ist, nä, und die wollen fünf bis neun, und wenn eine noch nicht richtig sprechen kann, also konnte sie echt nichts dafür.

Sag ich, »komm her, Süße, Steffen erzählt dir eine Geschichte«, und Süße auch gleich auf meinen Schoß. Hab ich ihr alles vom Angeln erzählt, Maden und Stickels und alles, nur von den Regenwürmern, wie der Typ die zerstückelt hat, das nicht. Und sie hat auch ganz lieb zugehört und ihren Kopf so an meinen Hals gelegt. Hat man gleich gemerkt, das hat sie interessiert.

Wie der Film zu Ende war, kommt Kai rein, weil, danach wieder »California Clan«, das findet er blöd. Und ich also: »Ich war angeln, nä? Echt mit Haken, ich hab drei Fische!« Und Kai gleich, »schon gut, schon gut, halt die Fresse«, und schmeißt sich aufs Bett.

»Kann ich dir echt zeigen«, sag ich und schubs Süße vom Schoß, »sind noch im Müll«, und Kai, »ja, ja, ich glaub dir ja, Alter.« Sag ich, »ist was wegen der Jacke?«, und Kai so mit den Schultern, nä, »weiß ich nicht«, und ich, »haben die dich erwischt?« Aber Kai nur immer, »nee«, und denn kommt das raus, es ist wegen dem Schwänzen, und Mama soll wieder zur Schule kommen.

Sag ich, »na und?«, weil, ist ja nicht das erste Mal, aber Kai gleich, »Werkklasse, Mensch, muss ich Werkklasse!« Und ich denk, ach du Scheiß, muss er jetzt doch.

»Und die Jacke«, sagt Kai, »seh ich auch logisch nicht wieder.« Und da hab ich gedacht, also echt, Scheißtag für Süße und Scheißtag für Kai, aber für mich, nä, war das voll geil mit dem Angeln, und jetzt kommt sogar noch mein Alter. Also kannst du nichts machen, das Leben ist ungerecht.

Sonnenuntergang, also voll rot überm Wasser, nä, und grade so bisschen Wind im Schilf. Ich auf dem Steg, hohe Stiefel, logisch, dicker Pullover, also wie diese Typen in der Whiskyreklame immer, Schottland, ja, ist vielleicht Schottland.
Und der Eimer schon total voll, alles Riesenfische, und glotzen so hoch. Und ich die Angel mit weitem Schwung, keine Sekunde, schwankt schon die Pose, und das zerrt und zerrt, aber ich, keine Sorge, und ganz langsam, also ruhig, nä, mit Gelassenheit, gleich also den raus. Ist ein Hecht, Mann! Riesenhecht.
Ich denk, das soll nun genug sein für diesen Tag, hinter dem Schilf schon immer der Rauch, also der Alte macht Feuer. Ich nehm den Eimer, Pfeife immer so im Mundwinkel, hohe Stiefel, dicker Pullover, und zum Feuer hin, wo der sitzt.
»Das soll nun genug sein für diesen Tag«, sag ich, und der Alte, auch Pfeife, hohe Stiefel, hat das Feuer

schon fertig. »Ein guter Fang«, sagt der Alte, aber dann sind wir still, hörst du nur, wie das Feuer so knistert, und die Sonne voll rot überm Wasser. Und den Fisch drehn wir immer am Stock überm Feuer, und das Fett tropft ins Feuer und duftet voll gut. »Ein guter Fang«, sagt der Alte, und wir essen den Fisch. Und im Gras, bisschen weg vom Feuer, liegen unsere Maschinen, eine weiß, eine schwarz.

6.

Aber denn, nächsten Morgen in der Schule, ich rein in die Klasse, grinst mich Schnulli so an. Aber ich gleich getan, als ob ich nichts seh, nä, und zu Recep hin, und der redet grade von Laser. Wie sie einen mit Laser, also immer durch ihn durch in Streifen, den Film hatte Kuddi noch nicht.
Und denn wieder Hopfenmüller, Kurztest Inhaltsangabe, ja toll, hab ich alles gewusst, und denn Pause. Will ich grade gucken, ob die Alte mir vielleicht einen Apfel, sagt jemand hinter mir, »na, Steffen?« Also so ganz leise, nä, »na, Steffen?«
Ich denk, ich fall vom Hocker, also echt, der hat doch voll den Arsch offen, hab ich ihm das erlaubt? Mich so anquatschen oder was? Ich denk, das muss der doch begreifen, Mann, angeln, okay, aber wenn der mich jetzt anquatscht hier, ist nicht. Tu ich so, als ob ich nichts hör, such ich einfach noch weiter, wühl, wühl, aber der jetzt schon wieder: »Na, Steffen?«

Guck ich hoch, seh ich Recep und Holger auf Andis Tisch, gucken die immer so rüber. Also haben die das jetzt gesehen oder nicht, muss ich auf Nummer sicher. Schrei ich: »Bist du bescheuert?« Und denn ganz kurz von der Seite in Bauch geboxt, »lass mich in Frieden, ja?«

Und ich denk, wenn der jetzt vom Angeln, also wenn der das hier sagt, ich hau den tot. Und Recep jetzt zu mir hin und Holger, und ich gleich noch mal in den Bauch, »hau ab hier, ja? Verpeste nicht die Luft!« Und Schnulli so geguckt, immer nur so geguckt, und geht zurück zu seinem Platz und sagt kein Wort vom Angeln.

Hab ich den ganzen Morgen noch Muffe gehabt, kannst du ja nicht wissen, kommt der doch noch, aber nee.

Bin ich mittags nach Hause, ganz gemütlich mit Recep und Holger, und bei Edeka Mutjoggen.

Der soll sich echt noch mal trauen.

Zu Hause Süße denn ganz normal, also keine rosa Haare und nichts, richtig ungewohnt, und im Wohnzimmer alles leise, ich denk, nanu. Sag ich, »Süße, wo ist denn Mama?«, und Süße gleich, »Fernsehen, Süße will fernsehen!«, und ich, »ja, ja, wieso denn, darfst du denn nicht?«, und reingeguckt. Sitzt Mama drinnen vor der Glotze, aber Ton weg, die da immer Mund auf, Mund zu, aber kein Wort, voll witzig, und seh ich gleich: kein Video mehr da.

»Was ist denn das da, ej?«, sag ich zu Mama, und denn seh ich, keine Haare geföhnt und nichts und Schnapsglas auf dem Teppich, hab ich gewusst: kein Video mehr, nä, und Schnapsglas auf dem Teppich, also Kuddi ist weg.

»Ist Kuddi etwa weg?«, sag ich, und ich denk, Mann, also kann ich keine Filme mehr gucken und nichts, alter Scheiß, aber Gott sei Dank nicht mehr der Arsch.

»Der alte Scheißkerl!«, schreit Mama und kommt mit dem Fuß gegen das Schnapsglas, kippt das um, ja Pech. »Hab ich doch die ganze Zeit gewusst, nä, mit der Marika, aber hier wohnen, nä, keine Miete, mitfressen, aber immer meckern, und denn heute Morgen Telefon, der ran, okay, okay, ja ist gut, und denn zu mir und ganz cool: ›Also ich geh denn jetzt‹, nä.«

»Der Scheißkerl«, sag ich. Hab ich ja immer gesagt, nä, nur durfte ich ja nicht, jetzt darf ich.

»Einfach so, dieser Arsch!«, schreit Mama. »Zieht er jetzt nämlich zu ihr, nä, Marika, und ich: ›Was hab ich denn gemacht?‹, nä, also, ›was hab ich denn gemacht?‹ Und er ganz cool, ›beruhig dich, Alte, alles okay, aber immer die Bälger‹, nä, also, ›immer die Bälger‹. Dabei hat der immer mit Süße rumge-

schmust, oder? Weißt du doch auch, der hat immer mit Süße rumgeschmust!«
»Hat er auch, ej«, sag ich, und Süße: »Papa? Wo ist Papa?«
»Bin ich froh, dass der weg ist!«, schreit Mama, »Mann, bin ich froh, dass der Scheißkerl weg ist!« Und springt hoch und nimmt das Schnapsglas und donnert das gegen die Wand. »Pass auf die Scherben auf, Süße.«
Also, hab ich gewusst, jetzt ist sie wieder okay, die ist zäh, meine Alte, die kann echt was ab. Die findet doch was Besseres, also echt, als den blöden Scheißtyp, konnt ich sowieso nicht ausstehen.
Aber Süße jetzt immer, »Papa, wo ist Papa?«, und ich sie an der Hand und ins Kinderzimmer, »hör jetzt mal zu, ja? Das war nicht dein Papa, das war Kuddi!« Und Süße gleich wieder, »Mama!«, aber ich sie mir geschnappt, weil, das kann Mama jetzt echt bestimmt nicht brauchen. Und ich sag, »hör mal zu, der ist weg, der Scheißkerl, ja, das war nicht dein Papa, von keinem von uns der Papa, und wenn du noch einmal Papa schreist, gibt's auf die Glocke.«
Hat sie verstanden, logisch, und war denn auch ganz lieb.

Ja, echt, und denn Kai nachher, Wohnungstür auf und schleich, schleich, aha, Jacke nicht gefunden. Hatte ich die Nase aber schon voll von Süße immer, nä, und immer Kinderzimmer, weil, Wohnzimmer war die Alte, Glotze Ton aus, und keiner kann gucken. Also Kack.

Ich also, »Kai, halt, Kai!«, richtig laut, und Kai gleich rein zu uns und Tür hinter sich zu, »halt die Fresse!«

Aber ich so ganz unschuldig, »wieso? Wieso?«, dabei wusste ich das doch, nä, logisch, der wollte ja nicht reden mit Mama. Wegen der Jacke und wegen dem Schwänzen und alles, und mit Kuddi wusste er ja noch nicht.

Ich also gleich: »Kuddi ist weg!«, nä, und Kai, »wieso weg?«

»Abgehauen«, sag ich, »mit Video und alles, alles weg.«

»Ehrlich wahr?«, sagt Kai und schmeißt sich aufs Bett, dreckige Schuhe und alles, »voll geil.«

»Aber kein Video mehr«, sag ich, aber Kai hört das gar nicht, »voll geil, ej«, sagt er, und ich denk, na gut, wenn du so cool sein willst, und ich sag: »Weißt du schon was? Musst du nun Werkklasse?«

Aber er gar nicht sauer, »na und? Harry kennt einen, der auch«, nä, »erst Werkklasse und denn ins Business und macht jetzt voll die Kohle.«

»Echt wahr?«, sag ich, und Kai: »Ist doch logisch, Mann! Erst Werkklasse und denn ins Business und voll die Kohle«, und ich denk, ins Business, aha, was das ist, aber ich frag nicht nach, sagt Kai mir ja doch nicht.

Aber Süße jetzt immer auf ihm rum und zupft an den Haaren und kitzelt am Hals, und immer: »Fernsehen? Süße darf fernsehen?«, schmeißt Kai sie einfach runter, doing!, und das Bett quietscht, und Kai: »Morgen wird das voll geil, ej!«, und ich denk, frag nicht zu viel, ich bloß, »echt?«, und Kai, »wetten, werd ich King of the Line, schaff ich jetzt, ej, paar *tags* noch ...«

»Geil!«, sag ich, weil, das ist echt geil, King of the Line, würde ich auch gern machen, surfen, aber bin ich zu klein. Ja Pech. Und denn fällt mir plötzlich ein, Mensch, mein Alter kommt morgen, ist doch scheißegal. Wetten, der kauft mir das Skateboard, 129 Mark, muss ich bloß bisschen reden. Filialleiter bei Spar, hat der doch voll die Kohle, und denn immer: »Für meinen Sohn ist das Beste grade gut genug.«

»Mein Alter kommt morgen, nä?«, sag ich zu Kai, aber Kai jetzt schon wieder Kopfhörer, Heavy Metal, laut wie nichts. »Mein Alter kommt morgen!«, schrei ich. Ich reiß dem echt den Stecker aus dem Walkman. »Wetten, der kauft mir das Skateboard?«

Aber Kai nicht mal sauer, Stecker wieder rein, Augen zu. »Ja toll«, sagt Kai.

Mein Alter logisch Benz, nä, Coupé, »steig ein, mein Junge«, und ich ganz cool, »okay«, und denn Beifahrersitz, fährt der schon los. Und aus den Fenstern glotzen die alle so, Mann, haben sie noch nie hier gesehen, solchen Wagen, alle voll neidisch, aber ich tu, als ob ich keinen seh, nicht mal Kai.
Wir auf die Schnellstraße, fährt der schon 180, aber so ganz locker, nä, eine Hand immer am Lenkrad, Zigarette im Mundwinkel, logisch hat der auch Autotelefon. Und denn, nä, denn seh ich es. Wie er sich runterbeugt, Zigarettenanzünder, da seh ich es, also in der Tasche von seinem Hemd. Voll geiles Hemd hat der an, und wie der sich runterbeugt, in der Tasche seh ich den Stern, ich denk: Ninja? Kann doch nicht sein. Aber doch, seh ich genau, in der Tasche hat der den Wurfstern, Mann, mein Alter gehört zum Geheimbund der Ninja, der Einzige außerhalb Asiens.
Und bringt der mir voll bei. Wie wir aussteigen, Huppelweg, kleiner Teich, zieht der den Stern raus und sagt: »Du bist mein Sohn, ich will dich einweihen in die Künste der Ninja.«
Und hat er gemacht.

7.

Wie ich aufwach, hör ich schon, aha, Glotze an, Süße wieder Zeichentrick. Also jeden Morgen Süße immer Zeichentrick, Fred Feuerstein und alles, lacht sie sich tot. Und denn Mama: »Mach das aus, das ist nicht gut für dich! Am frühen Morgen ist nicht gut für dich!«, aber Süße gleich ganz schrill schluchz, schluchz, und Mama: »Okay, halt den Mund, du darfst ja.«
Und ich in die Küche, »wieso darf sie denn nicht? Wieso nicht am frühen Morgen?« Und Mama: »Weil das schädlich ist«, und ich seh gleich, die sieht ganz fit aus, also dem Kuddi heult die nicht mehr nach, das war nur kurz, ja toll. Also ich wieder, »wieso denn schädlich? Wieso morgens schädlich und nachmittags nicht?« Aber Mama mir immer den Rücken zugedreht, echt Brot heute geschmiert und alles, »weiß ich doch nicht, aber sagen die doch! Soll doch schädlich sein, wenn die Kinder schon morgens«,

und aus dem Wohnzimmer hörst du Süße die ganze Zeit kreischen.
»Mein Alter kommt heute, nä?«, sag ich. »Hast du doch nicht vergessen, oder?«
»Nee, hab ich nicht«, sagt Mama, wickelt sie das Brot jetzt noch ein, »so was vergess ich nicht«, nä.
»Wann hast du den denn noch mal gesehen?«, sag ich, aber Mama jetzt, »Kai! Du musst aufstehen!« Aber nee, von Kai kein Ton, und ich wieder, »wann denn, weißt du nicht mehr?«
»Wie du drei warst«, sagt Mama, »war der mal hier, Scheißkerl, wollte dich sehen.«
»Und?«, sag ich. Ich denk, kann nichts schaden, wenn ich viel weiß über meinen Alten aus Osnabrück, Filialleiter, okay, aber noch?
»Und«, sagt Mama böse, »und! Hatte ich dir deine beste Hose angezogen, nä, Sweatshirt neu gekauft und alles, Haare gekämmt, echt süß, du, echt süß. Sprechen konntest du auch schon, alles toll, ich denk: Der zahlt ja immer, nä, wenn der das Kind jetzt sieht, nä, und wenn der mich jetzt sieht – also Kai hatte ich extra zur Oma –, also denn, nä, wer weiß?«
Muss ich nicken, also ist ja auch klar, wenn einer immer zahlt und alles, und denn will der das Kind auch sehen, nä, kann doch sein, der heiratet noch? Wenn das Kind auch schon sprechen kann und alles.

Und meine Alte ist echt auch noch ziemlich gut drauf.
»Und ich auch noch blöde«, sagt Mama, »also Haare gemacht und alles, beste Jeans, weiß ich noch genau, nä. Und ich also geschminkt und alles und gewartet, und denn die Klingel, ich Knopf gedrückt, Gegensprechanlage, ›ja bitte?‹ Also so ganz vornehm, nä, ›ja bitte?‹ Und der Typ unten, ›Wronzek, ich hatte mich angekündigt, würden Sie das Kind bitte runterbringen‹, und ich, ›wieso runterbringen, Sie können doch gerne zu uns rauf‹ – hatte ich also alles extra sauber gemacht, nä, Spiegel geputzt und alles. ›Kommen Sie doch mal kurz rauf.‹ Aber der Typ, ›wenn Sie das Kind jetzt bitte runterbringen könnten‹, so ganz cool, und ich, ›aber bitte.‹ Hab ich dich runtergebracht, guckt der dich so an: ›Der ist ja noch sehr klein‹, also, als ob ich was dafür könnte, nä. Konntest du sprechen und alles, aber der bloß: ›Der ist ja noch sehr klein.‹ – ›Soll ich ihn lang ziehen?‹, sag ich, aber hab ich schon gewusst, das war falsch, kein Humor der Typ. ›Ich nehm ihn mal kurz mit‹, sagt der, und dich denn auf den Arm, und du logisch gebrüllt, aber der zu seinem Auto. Halbe Stunde war der wieder da. Du voll gekotzt, und er: ›Ich wollte ihm Eis kaufen‹, also voll daneben.«
»Und danach ist er nicht mehr?«, frag ich. Aber

Mama schon wieder, »Kai, Mensch verdammt, kommt der wieder zu spät, wo er schon Werkklasse soll«, und ab zu Kai ins Zimmer. Ich also erst mal noch Kaffee getrunken, kann sie sagenhaft, Kaffee, meine Alte, also wetten, so gut wie in der Werbung immer, wo sie sich wegen dem Kaffee abküssen, und dabei ist unsrer von Aldi. Aber kann sie echt gut.

»Kommt er eben zu spät«, sagt Mama und lässt sich auf den Stuhl plumpsen, »kann ich auch nichts mehr ändern. Muss er eben Werkklasse, ich hab getan, was ich konnte.« Ja toll.

»Und danach ist er dann nie mehr?«, sag ich.

Mama schüttelt den Kopf. »Angerufen«, sagt sie. »Und gefragt, nä. Nachher auch wegen der Schule, also wollte der manchmal schon wissen.«

Ich denk, ist doch gut von dem Typ, kennt er mich gar nicht, aber fragt der immer noch nach.

»Gymnasium«, sagt Mama, »also in der vierten Klasse, nä, da hat der denn paarmal, ob du Gymnasium, ich lach mich kaputt. Ich sag: ›Haben *Sie* denn?‹, nä, so ganz cool, ›Gymnasium, haben *Sie* denn?‹ Und er so gedruckst, also nee, und ich gleich, ›na bitte, wo sollte das denn auch her‹, nä, und er denn auch still.«

»Aber Pakete hat er geschickt«, sag ich. Will ich gerecht sein. »Dieses Buch mal, und denn dieses Spiel ...«

»Pakete, ich lach mich kaputt!«, sagt Mama böse. »Das haben wir immer gleich zum Flohmarkt, dieses Buch, dieses Spiel!« Und sie will noch was Wütendes sagen, aber da kommt Kai, und ich sag: »Okay, ich hau denn ab.«
»Mach das«, sagt Mama. Und ich sag: »Vielleicht kannst du mir noch ein Sweatshirt bügeln?« Und Mama lacht, »logisch kann ich dir ein Sweatshirt bügeln«, aber was sie noch sagt, will ich nicht hören. Also bin ich los zur Schule.

Mein Alter, also jede Wette, ist so ein ganz edler Typ. Wie sie ihn kennen gelernt hat, meine Alte, das war Silvester, Hafen und so, Böller, hatte sie Kai denn zu Oma, war ja noch klein. Meine Alte jedenfalls, »nun ist schon Silvester, nä, und ich allein zu Hause mit dem Kind? Kommt nicht in Frage!« Und ab zum Hafen.
Also da tierisch was los, irres Gedränge, Böller und Kram, Raketen, Himmel ganz bunt. Und denn langsam zwölf Uhr, und meine Alte ganz allein, hat sie so erzählt. Sollst du ja einen küssen, zwölf Uhr, Schluck Sekt und einen küssen, aber wen? Hat sie ja keinen gekannt. Stand aber dieser Typ da neben ihr, schon älter, nä, also vornehm auch, hat sie da gedacht, vornehm auch, hat sie den geküsst. Schluck Sekt nicht, nä, hatte sie ja nicht dabei, aber geküsst,

und der auf einmal: oh! und alles, und denn weiß man ja, wie das geht, Silvester schon grade, und also: kam ich.
Hat sie auch gar nicht so schlimm gefunden, nä, zuerst, weil, das hatte er ihr ja erzählt, Filialleiter und alles, hat sie gedacht, na, wer weiß! Aber war dann ja doch nicht. Und meine Alte ganz sauer, weil, das hatte sie also gedacht, wenn einer so vornehm ist und alles, also der heiratet denn doch, aber nee! Hat aber immer gezahlt, und ich denk, kann man ja auch verstehen, oder? Der hat doch gedacht, sie hat ihn reingelegt, extra Kind angehängt und alles, also man kann meinem Alten wirklich nichts vorwerfen. Nur weil die Tussi nicht aufpasst, braucht der Typ doch nicht gleich zu heiraten, also das ist meine Meinung mal dazu.
Hab ich den ganzen Morgen nicht zugehört in der Schule, und Hopfenmüller auch gleich was gemerkt, also: »Ist irgendwas los, Steffen?«, also den kann keiner reinlegen. Aber ich sag, »nee, mir ist nur so komisch, ich glaub, ich hab was Falsches gegessen«, und Hopfenmüller, »ach so, okay, also wenn es schlimmer wird, kannst du gehen, musst du selbst entscheiden«, und ich denk, klar, okay, aber was soll ich zu Hause, nä, kein Video mehr da. Und denn denk ich plötzlich, also der Hopfenmüller, also der Typ, nä, verdient doch bestimmt ein Schwei-

negeld, Lehrer!, und guck ihn dir an. Gammelige Jeans und alles, Sweatshirt nicht mal gebügelt, und Haare auch noch zu lang. Also kannst du sagen, was du willst, Kohle ist nicht alles. Mein Alter, wetten, trägt Anzug und Schlips.

Das hab ich denn auch gar nicht richtig mitgekriegt, wie sie Schnulli seine Uhr geklaut haben, also da hatte ich die ganze Zeit die Gedanken woanders. Erst wie der denn gebrüllt hat, nä, plötzlich, »gib sie wieder her! Gib sofort meine Uhr wieder her!«, hab ich das gesehen, Holger hatte sie und denn Andi, und der über den Gang geworfen zu René, und Schnulli die ganze Zeit gerannt und so geschrien, »meine Uhr, gib sofort meine Uhr wieder her!« Also alle haben sich bepisst.
Da hatte er sich ja schon immer so mit angestellt, nä, »meine Uhr!« Dabei, das ist auch nur so eine Kackdigital, aber hat er zum Geburtstag gekriegt, und jetzt sagt er, da kann man mit tauchen. Dreißig Meter Wasserdruck, sagt er, echte Taucheruhr, also lach ich mich tot. Muss dieser Schnulli sie schon am Band runterlassen, weil, sonst, wie will der denn wohl dreißig Meter tauchen? Mit seiner Brille schon und alles, wetten, der hat grade mal Freischwimmer, aber angeben immer, »meine Uhr, da kann man dreißig Meter mit tauchen.«

Und René sie denn hochgeworfen, und Schnulli, »lass sie nicht fallen!« Und René, doing!, auf den Boden, »oh, Verzeihung, das tut mir aber Leid!«, und dieser Schnulli jetzt fast geheult. Aber wie er ankommt bei René, zschschsch!, der die Uhr blitzschnell zu Recep geschmissen, krchchch!, gegen die Tafel, wieder, »oh, Verzeihung!« Und Schnulli jetzt schon echt wahnsinnig, immer hinter der Uhr hinterher, und plötzlich sieht der mich, also, der sieht mich, nä, also irgendwie so ... »Hör mal auf, Mann!«, sag ich, geh ich so ganz cool zu Recep hin, und dem ist das jetzt echt auch schon langweilig, schmeißt mir die Uhr einfach rüber.

»Da, Kleiner, hast du sie wieder!« Ich ganz cool, schmeiß sie ihm hin, Schnulli, doing! auf seinen Tisch gekracht, und ich denn raus mit Recep und Holger. Und die auch nichts gesagt oder so, oder gefragt oder was, zum Glück. Konnte ich grade noch mal rechtzeitig, nä, weil, wie der mich angeglotzt hat, vorher, also wie der irgendwie so einen Blick hatte, da hab ich gewusst, gleich schreit der meinen Namen. »Steffen, hilf mir doch!« Und ich denn da und alle glotzen mich an, »wieso? Wieso?«, nä, also das wäre voll Scheiße. Aber hab ich ja noch mal gerettet, also der hat keinen Ton gesagt. Muss ich nur aufpassen, dass der jetzt nicht noch kommt, wenn alle das sehen, und sich bedankt womöglich, denn bin ich im Arsch. Aber soll der sich mal trauen, vorher geb ich dem eins in die Eier.

Wie ich denn zu Hause, also echt, war ich richtig voll aufgeregt. Ich natürlich keinem gesagt, logisch, kannst du ja nicht, lachen alle sich tot. Ich also nur: »Ist das Sweatshirt gebügelt?« Und Mama, kicher, kicher, »ja, ja«, seh ich, also geschminkt ist sie auch, und ist außerdem aufgeräumt.

»Meinst du, der kommt heute rauf?«, frag ich, weil, das will ich eigentlich nicht, merk ich jetzt erst grade, dass der hier so sitzt nachher und redet mit Mama. Der hat mit denen da gar nichts zu tun, nä, mit Kai schon gar nicht oder Süße, mein Alter ist schließlich mein Alter. Aber Mama ist logisch immer auf alles vorbereitet, nä, muss man ja auch, vierunddreißig, also viel Chance hat sie da bestimmt keine mehr.

»Kannst du alles nicht wissen«, sagt Mama und verschwindet in der Küche. Und ich setz mich einfach zu Süße, aber »Bim-Bam-Bino« seh ich trotzdem nicht, auch wenn ich da hinglotz. Ich weiß ganz genau, wie das jetzt wird mit meinem Alten, hab ich alles genau überlegt. Weil, also, wenn der schon mal kommt, so nach tausend Jahren, nä, leier ich dem erst mal was aus den Rippen, ganz cool. Also Skateboard muss da schon drin sein, mindestens, und denn mal sehen, holt der mich auch nach Osnabrück. Scheißstadt vielleicht, aber na gut, alles kannst du nicht haben. Und denn vielleicht Putzfrau oder was, eigene Glotze im Zimmer, logisch eigner Video, alles voll geil. Aber musst du ihn erst mal zu kriegen, nä, das ist das Problem.

Ich also gebügeltes Sweatshirt an, nä, voll gut, und Haare so mit Wasser und Gel bisschen auch, also sah ich ganz fremd aus, aber echt voll gut. Also konnte der mich echt überall hinnehmen mit, so Restaurant oder vornehme Typen, alles egal. Sah ich echt voll gut aus.

Und denn die Klingel, drr! drr!, und Mama Gegensprechanlage, »ja, bitte?«, also wieder, »ja, bitte?«, ich lach mich tot. Sagt sie sonst immer: »Wer ist da?« oder was, aber jetzt voll vornehm: »Ja, bitte?« Und denn am anderen Ende die Stimme, also echt, als ob der das alles noch mal nachmachen wollte, nä, sagt der: »Wronzek, ich hatte Ihrem Sohn geschrieben. Würden Sie ihm bitte Bescheid sagen, dass ich da bin.« Und Mama so ganz reizend: »Möchten Sie vielleicht raufkommen?« Und er: »Nein, vielen Dank, wenn Sie mir den Jungen nur schicken.«

Seh ich, wie Mama die Achseln zuckt, »los, hau schon ab!«, aber denn grinst sie noch so und boxt mir echt gegen Arm. »Der frisst dich schon nicht, nä.« Also, das hab ich ja logisch gewusst und alles, dass das nicht gefährlich ist oder was, dass das mein Alter ist, immer bezahlt und alles, aber plötzlich war mir das denn doch so ganz komisch, fremder Typ, und solche Stimme, nä! Also solche – also, fand ich, ehrlich mal, nicht so gut. Aber egal. Ich denn die Treppe runter, also Fahrstuhl lieber nicht genommen, dauert länger, und denn nachgedacht, also was machst du jetzt, nä, was sagst du zu dem und alles, aber wusste ich echt nicht.

Und denn Tür auf, steht da voll so ein Typ, also sagen wir mal fünfzig, nä, Glatze und so zerknautschtes Gesicht, wie wenn der immer schlechte Laune hat. Und ich Hände in die Tasche und so ganz cool geguckt, ist ja auch vielleicht noch irgendwo einer versteckt, aber nee, war nicht, der Typ war der Einzige, und der war also ehrlich mein Alter.

»Hallo, guten Tag«, sagt der Typ und hält mir so die Hand hin. Grinst auch bisschen, also hat nicht so gut zu dem Gesicht gepasst, Grinsen, aber na gut.

»Tag«, sag ich, Stimme ganz cool, auch nicht gegrinst oder was, und der Typ denn auch: »Na, dann wollen wir mal gleich, oder? Ich hab meinen Wagen da geparkt.«

Ich genickt, also ich denk, nun wollen wir doch mal sehen, was der Typ für eine Kiste hat. Also das hat mich schon echt interessiert, was der Typ für eine Kiste hat, weil sonst war der irgendwie nicht so geil. Gut, Lederjacke und alles, also Kohle konntest du logisch sehen, aber so Daddy-Hosen denn auch und so Schuhe, also echt, die waren echt voll daneben. Und ich denk, na gut, Filialleiter und alles, Osnabrück, aber sonst, nä, aber man kann ja mal sehen. Schließt der den Wagen auf, »bitte, du darfst ja sicher schon vorne sitzen.« Mann! Bin ich drei oder was, du darfst ja sicher schon vorne sitzen, ich glaub, der dreht ab. »Aber schnall dich schön an«, sagt der Typ, also, »schnall dich schön an«, da war ich echt schon fast wieder draußen. Aber na gut.

Wagen natürlich Honda Civic, also geputzt und alles, neues Modell, aber Honda Civic, also Japaner, kann ja jeder gleich sehen, keine Kohle für Benz. Oder BMW, okay, ist auch geil.

»Ich nehme später mal Mercedes«, sag ich, Schnalle zu, »560er oder so, Coupé.«

Der natürlich gleich eingeschnappt, »da musst du aber erst mal das Geld dafür verdienen, mein Junge«, nä, als ob ich das nicht weiß, »so ein Wägelchen kostet ja auch seine Mark.«

»Das kommt schon«, sag ich ganz cool. Wir jetzt um die Ecke bei Edeka, aber nee, kein Mutjoggen heute, Scheiße, hat mich keiner gesehen. Ja toll, sag ich morgen, der hatte BMW. Oder Jaguar, den ganz neuen.

»›Das kommt schon‹, von nichts kommt nichts, mein Junge«, sagt der Glatzentyp, also mein Alter, muss ich mich erst dran gewöhnen, »das will alles erst erarbeitet sein.«
Mann! Will der jetzt Sprüche fürs Leben oder was, ich ganz cool, »ja, ja, logisch, alles klar.«
Grinst der jetzt schon nicht mehr so, ich denk: Also Skateboard, nä, also das wird echt nicht einfach.
Aber redet der schon wieder: »Ich war doch ganz froh, dass ich heute beruflich hier in der Gegend zu tun hatte, auf diese Weise lernen wir uns doch mal kennen.«
Und ich: »Mmm«, weil, was sollst du sagen, nä, hätte der doch schon hundertmal kommen können, so weit ist Osnabrück ja nun echt nicht weg.
»Leider muss ich nachher schon wieder los«, sagt der Typ, »morgen ist wieder früh Tag«, und lacht denn so meckerig, also echt: wie ’ne Ziege, ich schwör, also als wenn das komisch wäre oder was, »morgen ist wieder früh Tag, und ich will auf dem Rückweg nicht in die Dunkelheit kommen.«
»Ja, logisch, okay«, sag ich, weil, was sollst du sagen, nä, nicht in die Dunkelheit kommen, also ist der Tattergreis oder was, traut sich nicht, der Scheißer.
»Aber vielleicht kennst du ja was Nettes, wo wir jetzt erst mal hinfahren können«, sagt der Typ, also

echt, was Nettes, nä! Denk ich, vielleicht Karstadt, nä, oder Horten oder Kaufhalle, jedenfalls Skateboard, also hatte ich echt nicht richtig verstanden. Sagt der aber schon: »Wo man gemütlich sitzen kann«, nä, ich denk, Scheiße, Parkbank?, sagt der aber: »Und nett eine Kleinigkeit trinken.«
Also Mann! Also nett eine Kleinigkeit trinken, ja Scheiße. Aber er schon wieder ganz stolz: »Für dich am besten Cola, nicht?«, als wenn er denkt, Mann, Junge, bin ich nicht geil, ich weiß schon, dass du keinen Kakao mehr trinkst. Ja, Glückwunsch, Daddy, du bist der King.
»Nee, kenn ich mich echt nicht so aus«, sag ich, ich denk, also vielleicht denn doch noch Skateboard, hält der schon an, »so ein Glück, hier haben wir ja schon ein nettes Lokal.« Nettes Lokal im Arsch, aber was soll ich machen, lauter Omis an den Tischen, Cappuccino und Scheiß, Schokoladentorte, also ächz, ächz, stöhn, stöhn, aber na gut. Und der Typ nun wieder: »Setzen wir uns am besten ans Fenster, oder? Ja, für den Jungen hier eine Cola, und für mich Kaffee-Cognac, Herr Ober, vielen Dank.« Und kein Ton, ob ich auch Kuchen will oder was, echt voll geizig der Typ, wusste ich schon, ist nichts mit Skateboard, aber na gut.
»Weißt du, dass du meinem Bruder Robert wie aus dem Gesicht geschnitten bist?«, sagt da dieser Typ,

grinst der schon wieder, »aber wirklich wie aus dem Gesicht geschnitten.«
»Nee«, sag ich, »keine Ahnung«, weil, was sollst du sonst sagen, nä, weiß ich ja nicht mal, dass der 'n Bruder Robert hat.
»Ja, tatsächlich«, sagt dieser Typ, Lederjacke jetzt hinten über die Stuhllehne gehängt, hat er wohl Schiss, an der Garderobe wird sie geklaut. Und Hemd natürlich voll daneben, aber echt, und der Typ wieder grins, grins, ja, ja, der Bruder Robert.
»Das kannst du sicher verstehen, dass das für mich eine ganz merkwürdige Erfahrung ist«, sagt er jetzt und starrt mich immer so an, »du kannst dir ja sicher vorstellen, dass ich mir nicht immer ganz sicher war, ob du auch tatsächlich – ob deine Mutter mich nicht vielleicht ...«
Stellt der Kellner das Gesöff hin, mickerige Cola, mein Alter den Cognac gleich runtergekippt, ich denk: Der säuft doch nicht etwa auch noch? Aber ich sag: »Ob sie Sie gelinkt hat oder was, mit mir?«
»Ja, so könnte man das ...«, sagt der Typ, zwei Finger vorne im Kragen und gezogen, war ihm wohl zu eng oder was, Mann, soll er sich am besten ausziehen das Hemd, muss ich die Scheiße nicht mehr sehen. »Ich hatte ja nie irgendeinen Beweis, verstehst du, nur ihr Wort, und ich dachte, ich wäre verpflichtet – ja. Du bist ja kein Kind mehr, also.«

»Nee, nee, schon alles klar«, sag ich, wetten, dem ist das echt jetzt peinlich, dem Typ, total irre.
»Ja, das hat mir richtig einen Ruck gegeben«, sagt der Typ, und jetzt verbrennt der sich wetten auch noch die Oberlippe an seinem Kaffee, »als ich dich da vorhin gesehen habe. Wie mein Bruder Robert.«
»Ja, echt?«, sag ich, ich denk: Ob der nicht vielleicht doch noch das Skateboard? Wenn der mich so geil findet, also könnte er doch wenigstens …
»Ich kann es dir beweisen«, sagt der Typ und kramt jetzt so in der Tasche von seiner Lederjacke rum, also muss er sich nach hinten drehen für, wühl, wühl, ist nichts, wird nichts, doch, »ich habe nämlich sogar Fotos dabei«, sagt der Typ – »ich habe Fotos dabei«, ehrlich wahr! – »die zeigen mich und meinen Bruder Robert als Kinder. Ich dachte schon vorher, es würde dich vielleicht interessieren, die Familie …«
Also bin ich doch fast vom Stuhl gefallen, ich denk, tickt der noch richtig, der Alte? Kommt der deshalb aus Osnabrück, Schiss vor der Dunkelheit und alles, und denn zeigt der mir paar Fotos von Robert?
Aber der schon übern Tisch geschoben, »da, kannst du dir ansehen«, und ich Blick drauf, schwarzweiß, zackeliger Rand, »ja geil, Robert, nä«, zurückgeschoben, was soll der Scheiß.
Aber er jetzt echt enttäuscht, »du hast sie dir ja überhaupt nicht richtig angesehen!« Und ich: »Doch,

doch, schon gut«, und er, »ach, das interessiert dich sicher gar nicht so sehr, na ja, kann man vielleicht auch nicht erwarten«, und so eingeschnapptes Gesicht, ich also wieder: »Doch, doch, interessiert mich echt, schon gut.«

Und er denn wieder seinen Kaffee, sagt nichts mehr, schlürft immer nur so rum, ich denk, Mann!, na gut, Video ist weg, nä, aber da ist das Nachmittagsprogramm auf SAT immer noch besser als dieser Typ da. Also von dem kommt doch sowieso nichts rüber, kannst du echt vergessen.

Gibt der sich plötzlich 'n Ruck, sagt: »Und hast du denn schon irgendwelche Zukunftspläne? Also was du tun willst, wenn du mal mit der Schule … Denkst du da schon manchmal drüber nach?«

Mama, Hilfe! Also jetzt wird das hier echt noch gut oder was. Ordentlich Knete machen, ist doch logisch, will ja wohl jeder, oder, aber Hauptschule, nä, so blöde bin ich ja nun auch nicht mehr. Also Knete, nä, ist da echt voll nicht drin, kriegst du keinen Job, erst mal, oder wenn, kriegst du Scheißjob, also logisch. Also Bäcker oder was, die suchen immer, musst du morgens vier Uhr da sein, nachts nicht schlafen oder was, abends sieben Uhr ins Bett, bin ich blöd? Also Bäcker ist nicht. Sollen die ihre Brötchen alleine. Oder Schlachter vielleicht, suchen ja auch manchmal, Fleisch platt hauen, ja toll.

Starrt der mich immer noch so an, also ehrlich, Zukunftspläne, denkt der vielleicht, jetzt sag ich Lokführer oder Pilot. Ehrlich wahr.
»Nööö, hab ich nicht, weiß ich nicht«, sag ich, und denn: »Kann ich noch 'ne Cola?«
Guckt der also echt ganz verwirrt, »Cola, ja, ja, natürlich«, und denn dem Ober Zeichen gegeben. Aber war noch nicht vorbei, beugt der sich so vor, Oberkörper so übern Tisch, todschickes Hemd voll im Trockenstrauß. »Aber du musst doch irgendwelche Vorstellungen haben! Als ich so alt war wie du …«
Ich denk, nein, Alter, bitte! Das darf doch wohl echt nicht, aber der redet schon weiter, wie er sich fortbilden wollte, und Hauptschule muss keine Sackgasse sein für einen strebsamen Menschen, die Zukunft liegt offen da.
O Mann, du Scheißer. Halt jetzt endlich mal die Fresse, ja, Skateboard ist nicht, okay, hab ich gecheckt, Osnabrück will ich nur noch über meine Leiche, aber das Gesabbel jetzt, also muss ich echt nicht auch noch haben. Aber der jetzt ganz aufgeregt, redet immer weiter, Abendschule, Fernkurse, erst Maurer und denn Architekt, lauter so Scheiß. Wenn die Cola leer ist, sag ich, ich muss weg hier, Verabredung oder was. Legt der mir echt noch die Hand auf den Arm, »nie zu früh aufgeben«, also

ehrlich, »an sich selber glauben!«, wir sind hier doch nicht bei Heidi, nä. Aber der die Hand immer noch auf meinem Arm, Augen ganz gruselig, denk ich plötzlich, Mann, ist der schwul oder was, starrt mich immer so an, Hand auf'm Arm, will ich am liebsten gleich weg. Kann doch echt alles sein, nicht verheiratet und nichts, schon fünfzig und Glatze, aber nicht verheiratet und nichts, hat der vielleicht nur mal ausprobiert. Mit meiner Alten damals, hat der vielleicht nur mal ausprobiert, und denn gleich Pech gehabt, schwanger und alles, ja Pech. Aber wetten, echt ist der schwul, fünfzig und nicht verheiratet, also ehrlich, ich denk, Scheiße! Womöglich werd ich das auch, weiß ja kein Mensch. Sowieso bin ich nie so geil auf die Titten, »Tutti-Frutti« immer sonntags, also guck ich mir an, logisch, aber echt, bin ich voll nicht so geil drauf. Und Kai denn immer, kicher, kicher, »wow! Guck mal, den Arsch!« Und ich denn auch: »Oh, geil, guck mal, die Titten!«, und wenn die denn nur noch dieses kleine Ding vor der Fotze, Kai gleich, »oooh, ich halt das nicht mehr aus!« Und ich denn auch, »oooh, ich auch nicht!« Aber Mama jedes Mal, »seid mal nicht immer so lüstern«, nä, also lüstern, und dabei, echt, ist mir das voll egal.

Und der Typ jetzt immer noch, »Bildung!« und »Aufstiegschancen!«, und mir wird plötzlich ganz schlecht, ich denk: Abhauen!, nä, der ist doch irre, der Typ, Bruder Robert, ich glaub, der hat sie nicht alle.

Ich also, »ja, tschüs denn, nä, ich muss los«, und der so ganz blöde, »aber wieso denn, wohin denn so plötzlich, wenn wir uns schon mal«, aber ich raus da, igitt, der hatte so eklige Finger, muss ich meinen Ärmel immer an der Hose längsscheuern, so ganz kurze Finger, nä. Ich quer über den Rasen, durch die Anlagen, kann man die Siedlung schon sehen.

Und Mama denn gleich, »bist du schon wieder da? War ja kurz«, ich, »ja, ja«, und Mama: »Wollte der denn nicht noch mit hoch?« Und ich denk, ich kann sie ja fragen, ob der vielleicht schwul, muss so 'ne Frau doch merken. Aber Mama schon wieder rein, logisch, »Der Preis ist heiß«, kann sie ja nun in Frieden gucken.

»Ja, Leslie, hier haben wir also ein ganz wunderbares Besteck, die Griffe vergoldet, und hier ein ganz persönliches Geschenk, ein silbernes Armband für den Herrn«, denk ich, ja Scheiß, jetzt will die da sowieso nicht drüber reden. Glotzt sie immer auf die Glotze, aber die Leslie, voll bescheuert nur Trostpreis, geh ich in mein Zimmer. Also der Alte, wenn der noch mal klingelt, ich geh echt nicht hin.

Nacht, pechschwarze Nacht, und ich Kawasaki ZXR 750, ganz schwarz. Die Lederklamotten auch, schwarz, ganz schwarz, nicht zu sehen in der Nacht, nur der Scheinwerfer, weißer Finger, Halogen, schneidet Schneisen: der Mittelstreifen, Büsche rechts, Büsche links, ganz kahl. Soll das Winter sein? Alles wie tot.
Plötzlich ein Geräusch, kommt mir entgegen, was ist das, Mann, wie fährt der denn? Kleiner Wagen, Scheinwerfer voll aufgedreht, ja Honda, ich denk, Scheiße! Ich seh nichts mehr, echt, Scheinwerfer voll aufgedreht, ich schlinger, seh ich, der schlingert auch, ich denk: Leben um Leben.
Aber die Maschine, voll geil, schon wieder im Griff, 180, 200, jetzt muss der von der Straße, Feuerball, Explosion, also Leben um Leben.
Gleich ist es Mitternacht, nur ich noch auf der Straße, ich und meine Maschine allein.

8.

Nächsten Tag in der Schule, also Schnulli immer so hin zu mir, lins, lins, aber ich denn, als ob ich nichts merk. Echt auf die Glocke kann der kriegen, aber echt. Der soll sich mal trauen.
Zu Hause, wie ich klingel, ich denk, ich bin verrückt, Süße wieder rosa Haare. Denk ich, nanu, wieder Fernsehen oder was, aber Mama schon gleich: »Mensch, Steffen, das Kind wird jetzt Model!«
Sag ich, »wer? Was?«, nä, also, »wieso?«, aber Mama schon wieder, »ich hab grade mit Angela telefoniert, also die hat ihr Kind jetzt bei Quelle, nä, kannst du selber sehen, neuer Katalog, Angelas Ändschie«, und blättert so rum, Seite für Kinderräder, »guck mal, das ist sie doch!«
Und ich, »hä? Ha?«, aber echt, ist ehrlich die Ändschie von der Angela, also von Mama von früher die Freundin, echt da bei Quelle und alles, Seite 615.

Geil frisiert und alles, ich denk, ich fall vom Teppich.
»Und die Nummer hab ich schon jetzt«, sagt Mama wieder, also ganz aufgeregt, nä, »Agentur ist das, die suchen immer, sagt Angela, Quelle und Otto, und einmal hat Ändschie sogar für Spagetti. Also alles.«
»Echt wahr?«, sag ich, ich denk, na gut, muss sie nicht reden, und süß ist sie echt, also rosa Haare und schrilles Kleid an, okay.
»Ich geh da gleich nachher mal hin«, sagt Mama, »Arbeit hab ich schon angerufen, ich bin krank, also die sollen Süße am besten mal selber sehen, nä, ist doch besser wie Foto.«
»Logisch«, sag ich, ich denk, was ist das für 'n Geräusch da, Kinderzimmer, »ist Kai etwa da?«
Und Mama gleich sauer, »der hat total durchgedreht, nicht zur Schule heute, immer nur Walkman, den ganzen Morgen volle Pulle, und letzte Nacht nach Hause erst so eins oder zwei oder was ...«
»Jaja«, sag ich, Tür auf, rein ins Kinderzimmer, Kai auf'm Bett, Kopfhörer auf, aber Musik trotzdem so dröhn, dröhn, der wird echt mal voll schwerhörig, Mann.
»Ej, Alter«, sag ich, lass mich aufs Bett fallen, rums!, aber Kai wie besoffen, gleich hoch und mich angestarrt und denn echt eins in die Fresse.

»Ej!«, schrei ich und stürz auf ihn los, also das soll er mit Mama machen, nä, aber mir nicht einfach in die Fresse, also gleich eins vor die Brust, seh ich, der Typ hat geheult. Also hab ich echt noch nicht gesehen, Kai geheult und alles, Augen so ganz klein und Gesicht so ganz rot und alles, also echt geheult.
»Mann, Kai, ist denn los?«, sag ich, aber der wieder Heavy Metal, Gesicht aufs Bett, nichts gesagt.
Ich denk, also Scheiße, willst du doch wissen, also wegen Werkklasse ist das nicht, da ist der ganz cool. Also irgendwas ist da los, muss schon Scheiß sein, also will ich jetzt wissen. Ich also den Walkman und den Knopf gedrückt, ssst!, plötzlich still. Und Kai wieder so hoch, hab ich gewusst, gleich gibt's auf die Glocke, aber ich blitzschnell rückwärts zur Tür.
»Kannst du doch sagen, was los ist«, sag ich, und denn Arm vors Gesicht, »Mann, Kai, kannst du doch sagen, was los ist!«
Haut der echt jetzt nicht zu, ich denk, ich spinn, fällt der glatt wieder aufs Bett und heult, ehrlich wahr, wie die Weiber, heult wie besoffen, Herbert hat das auch immer gemacht, wenn er besoffen war, und Kai jetzt »huhuhu!« und »schluchz, schluchz!« und mit den Fäusten immer aufs Kissen. Hab ich gewusst, da ist echt was los.
Ich also vorsichtshalber Abstand gehalten, nä, und denn so ganz lieb, »sag doch mal, Kai!«, nä, »mir

kannst du das doch sagen, ich bin doch dein Bruder!« Aber konnte der echt nicht, immer noch schluchz, schluchz, heul, heul, und denn immer so aufs Kissen, dass ich denk, wetten, das platzt.
Also ich denk, warte mal ab, nä, also ist sicher spannend, hab ich ja noch nie gesehen, Kai so daneben. Setzt der sich plötzlich hin, also Gesicht richtig unheimlich, alles rot, alles dick, und die Augen so grässlich, sagt der bloß: »Rollo ist im Arsch.« So mit ganz normaler Stimme plötzlich, »Rollo ist im Arsch.«
Und ich gleich, »wieso, was ist los?«, und denn dichter hin, ich denk, jetzt haut der nicht mehr zu, Kai auch schon: »Wir gestern wieder surfen, nä, Rollo und ich und noch Mirko, erst wieder die scheißneuen Wagen, kriegst du die Tür nicht auf bei der Fahrt, aber wir denn nach Bahrenfeld, ja toll, echt noch ’n alter.«
Ich denk, unterbrech ihn nicht, der redet glatt nicht weiter sonst, ich also kein Ton, und Kai denn wieder: »Haben wir aufgekriegt, Scheiße, haben sie auch schwerer gemacht die Türen, aber wir die aufgekriegt, und Rollo denn hoch, ich auch, er gleich sein *tag*, also der Pfeiler, nä, du weißt doch, da das Stück …«
Ich denk, Scheiße, gleich heult der wieder, also die Stimme schon wieder, aber Kai denn: »Also will er

sein *tag*, nä, bei dem Pfeiler da, und denn plötzlich«, ich denk, Kack, jetzt heult der doch noch, aber nee, und Kai, »war doch so 'n Wind gestern, weißt du doch, also Sturm«, er jetzt 'ne Pause, »also Sturm, und plötzlich so 'n Stoß, nä, Windstoß ...«, schmeißt er sich wieder aufs Bett.

Ich denk, Scheiße, das will ich jetzt wissen, »und Rollo denn runter?«, sag ich, und Kai genickt, ich denk, Scheiße, und die Bahn da vielleicht grade hundert, also bleibt von dem echt nicht viel nach.

»Gegen den Pfeiler«, heult Kai, Gesicht immer noch so im Kissen, kannst du echt nicht gut verstehen, »der Wind den so voll gegen Pfeiler ...«, ich denk: Scheiße! »... und Rollo denn ...«, muss der plötzlich wieder heulen, iiihh, das war ja bestimmt auch ziemlich grässlich, nä, und Kai immer so ins Kissen: »Alles Matsche! Rollo alles Matsche!«

Ich denk, wetten, denn ist der im Arsch, ich sag: »Ist der tot?«, aber Kai immer nur: »Alles Matsche, Rollo alles Matsche!«, und ich sag: »Ist der tot, Mann, oder hat der noch gelebt«, weil, einer hat mal noch gelebt, nä, weiß ich, nur war bescheuert denn hinterher und nichts mehr irgendwie okay, also konnte nicht laufen und nicht richtig scheißen und nichts, haben die echt so gesagt. Ich wieder, »ist der denn tot?«, und Kai, »das weiß ich doch nicht, Mann! Woher soll ich das denn wissen!« Denk ich, okay, hättest du ja auch mal Nachrichten hören können, heute, sagen die doch immer. Aber Kai sowieso so daneben, hab ich nichts gesagt. Nur, »ja Scheiße«, wollte ich ihn auch bisschen streicheln oder was, aber hab ich gedacht, nachher haut der denn gleich wieder zu. Hab ich gelassen.

»Okay, ja, ich geh denn«, und denn raus aus dem Zimmer, also ist echt ja auch Scheiße, kann man Kai voll verstehen. Draußen Mama schon im Mantel, Süße auch, »also wir gehn denn jetzt, nä? Also wir gehn denn da hin, drück uns mal die Daumen.«

Und ich, »ja, ja«, also konnte ich voll jetzt nicht drüber reden. Also ich ins Wohnzimmer, nä, Glotze an, aber echt wieder nur Scheiß, ich denk, für Kai vielleicht zum Ablenken, aber nee, haut der nachher nur gleich zu.

Augenblick geglotzt und so, Fernbedienung hin und her, aber war echt nur Mist. Hab ich gewusst, irgendwas musst du jetzt machen, also gut, zu Holger gehen. Bin ich also nach draußen.

Holger nicht da, ja, ja, war ja zu erwarten, nä, wenn du ihn echt mal brauchst, also jetzt paar geile Videos wäre echt gut gewesen. Aber nee.

Ich denk, wo geh ich hin, also die ganze Zeit immer dieser Scheiß-Rollo in meinem Kopf, beim Pfeiler, nä, seh ich richtig, irgendwie fliegt der da so, Arme

so breit und alles, und denn voll dagegen, Kopf zuerst, und so Knackgeräusch, knirsch!, und denn graue Schlabbermatsche, muss ich echt irgendwas machen. Denk ich, Recep, aber nee, die haben wieder nur türkische Filme, und denn die Familie, nützt mir nichts, fällt mir Schnulli ein.
Also echt, ja, ich denk: Angeln, Mann, wo sogar noch die Sonne scheint jetzt, und hinterher brat ich den selber. Noch mal schmeiß ich den nicht weg, also egal, was meine Alte sagt, brat ich den selber.
Und sieht ja auch keiner, ich und Schnulli, nä, da bei dem Angelteich da, also hab ich echt keinen Schiss.
Klingel ich bei Schnulli. Gegensprechanlage, knack, »ja bitte, wer ist da?« Frauenstimme, also echt höflich, ich zum Glück: Mensch, der heißt Sebastian!, also nicht Schnulli gesagt, nä. Wäre die vielleicht sauer gewesen.
»Ist Sebastian da?« Ich also, und die wieder, »wer ist denn da, bitte?« Und ich: »Ist der da?« Und denn Summer, Tür auf, ich in Fahrstuhl und hoch.
Oben Tür auf, Frau mit Schürze, Schnulli und denn noch so ’n Baby. Ich also: »Na?«, und Schnulli so ganz verlegen: »Na?«
Also die Frau glotzt immer so, ich also: »Tag!« Und sie: »Willst du reinkommen?« Aber ich gleich: »Nee, ich wollte mit Sebastian angeln gehen, nä, Sebastian?« Und Schnulli so ganz erstaunt, aber sagt:

»Ich hol schnell die Angeln!« Und die Frau: »Willst du nicht wenigstens im Flur warten?« Na gut.
Und Schnulli denn gleich mit zwei Angeln, aber sie ihm eine weg, »nein, Sebastian, nicht die von Papa, wenn du nicht gefragt hast!« Und er: »Ach, bitte, Mama, wir brauchen doch zwei!« Und sie: »Nicht, wenn du ihn nicht gefragt hast.«
Also wir nur eine Angel, ja Pech. Und sie ihm denn noch das Hemd in die Hose, »binde dir bitte einen Schal um, Sebastian«, also zum Glück, denn waren wir draußen.
Erst sagt er nichts, glotzt immer nur so von der Seite, ich sag auch nichts, fällt mir plötzlich ein: »Hast du Maden mit?« Klopft der sich so auf seine Jackentasche, tock-tock, Madendose dabei.
»Das dauert aber fast eine Stunde, du«, sagt Schnulli. »Zu Fuß. Zum Angelteich.«
Jaja, schon gut, Alter, ich sag: »Wir fahren Bus«, und er: »Ich hab aber nicht genug Geld mit, Steffen! Ich hab aber kein Busgeld dabei!« Also echt wie fünf Jahre.
»Brauchst du auch nicht«, sag ich. Kommt grade der Bus, wir geilen Sprint und denn grade noch rein, bevor die Tür zuzischt. Und Schnulli immer so neben mir, irres Gesicht, ich denk, gleich fängt der an zu heulen und sagt zum Fahrer, »ich hab aber kein Fahrgeld dabei.«

Tut der aber nicht. Nee, keine Chance, nächste Haltestelle, Tür geht auf, zwei Typen rein, einer Mitte und einer vorne, ich schon gewusst: Scheiße, jetzt schnappen die uns.
Der Bus denn wieder los, und der eine gleich seinen Ausweis raus, »die Fahrtausweise, bitte!« Und Schnulli so ’n irres Gesicht, ich denk: Wenn wir Glück haben, hauen wir ab. Mach ich immer so, meistens.
Ich starr Schnulli an, und wie der Typ kommt, »eure Fahrtausweise, bitte!«, also so misstrauisch gleich, nä, so misstrauischer Blick, wühl ich also in meiner Jacke, ich sag: »Moment, ich glaub, die hab ich hier ...«, und denn andere Tasche, »nee, hier, warten Sie mal«, und der schon ungeduldig, nä, ich sag, »Schnulli, hast du die eingesteckt?«, hält der Bus. Mitteltür auf, alte Oma raus, aber nee, keine Chance, ich riesigen Hechter gemacht, sorry, Oma, dran vorbei raus und gerannt. Also hab ich schon oft, musst du einfach überrumpeln, total brutal, die kriegen dich nie.
Ich so schnauf, schnauf, Schnellstraße längs, Böschung hoch, hör ich das hinter mir, ich denk: Scheiße!, die holen dich ein. Ich also wie blöde, ich renn und renn, nicht umgeguckt, nä, kostet Zeit, und denn plötzlich, »bleib doch stehen, Steffen! Halt mal an!« Ich denk, ich fall tot um. Ist das die-

ser Schnulli, also hat der echt auch geschafft, hätte ich nie geglaubt. »Mann, du Arsch, Mann!«, schrei ich und schmeiß mich ins Gras. »Ich renn da wie blöde!« Und er schmeißt sich daneben und brüllt: »Hast du gedacht, das waren die Bullen?« Und ich box ihn gegen Arm, und er boxt mich gegen Arm, und wir rollen Stück die Böschung runter und lachen uns tot.
Sag ich: »Gehn wir angeln?« Sagt Schnulli: »Okay.« Immer die Schnellstraße längs, war gar nicht mehr weit.

Sonnenuntergang, also voll rot überm Wasser, nä, und grade so bisschen Wind im Schilf. Ich auf dem Steg, hohe Stiefel, dicker Pullover, also wie die Typen in dieser Whiskyreklame immer, Schottland, ja, ist vielleicht Schottland.
Und der Eimer schon total voll, alles Riesenfische, und glotzen so hoch. Und ich die Angel mit weitem Schwung, keine Sekunde, schwankt schon die Pose, und das zerrt und zerrt, aber ich, keine Sorge, und ganz langsam, also ruhig, nä, mit Gelassenheit, gleich also den raus. Ist ein Hecht, Mann! Riesenhecht.
Ich denk, das soll nun genug sein für diesen Tag, hinter dem Schilf schon immer der Rauch, also mein

Kumpel macht Feuer. Ich nehm den Eimer, Pfeife immer so im Mundwinkel, hohe Stiefel, dicker Pullover, und zum Feuer hin, wo der sitzt.

»Das soll nun genug sein für diesen Tag«, sag ich, und mein Kumpel, auch Pfeife, hohe Stiefel, hat das Feuer schon fertig.

»Ein guter Fang«, sagt mein Kumpel, aber dann sind wir still, hörst du nur, wie das Feuer knistert, und die Sonne voll rot überm Wasser. Und den Fisch drehn wir immer am Stock überm Feuer, und dreht sich so, und das Fett tropft ins Feuer, und es duftet voll gut.

»Ein guter Fang«, sagt mein Kumpel, und wir essen den Fisch, und wir löschen das Feuer, und neben der Asche schlafen wir ein.

Nachwort

Der Deutsche Jugendliteraturpreis hieß 1956, als er zum ersten Mal verliehen wurde, Deutscher Jugendbuchpreis.

Das war elf Jahre nach Kriegsende und acht Jahre nach der Währungsreform, die erst wieder eine reguläre Wirtschaft und damit auch eine Buchproduktion ermöglicht hatte. Von vielem wollte man damals nichts mehr wissen, zum Beispiel von der nationalsozialistischen Kinder- und Jugendliteratur. Es begann also etwas Neues. Es entstanden neue und andere Geschichten von noch unbekannten Autoren in oft neu gegründeten Verlagen.

In den ersten Jahren waren das Innenministerium und die Bundesregierung die Stifter des Jugendbuchpreises. Sie beauftragten den gerade gegründeten Arbeitskreis für Jugendschrifttum, wie der Arbeitskreis für Jugendliteratur zuerst hieß, den Eltern der Nation bei der Auswahl der Bücher für ihre Kinder zu helfen. Deshalb sollte es neben den drei oder vier Titeln, die mit dem Jugendbuchpreis selbst ausgezeichnet wurden, auch eine »Zusammenstellung empfehlenswerter Jugendbücher« geben.

So entstand eine »Auswahlliste«, die von den meisten Bestenliste genannt wurde, weil sie die besten Bücher des jeweiligen Jahres zusammenfasste. Diese Auswahlliste enthielt manchmal über sechzig, manchmal nur sechzehn Titel, je nachdem, wie es die Jury für richtig hielt, und vor allem, wie die Buchproduktion des betreffenden Jahres ausgefallen war. Gerade diese Fülle und Farbigkeit der Auswahl machten die Titel immer beliebter und für die Leseförderung wichtiger.
Heute werden von der Jury für jede Kategorie des Jugendliteraturpreises sechs Titel nominiert und aus der Nominierungsliste werden später die Einzelpreise gewählt.
Wie man diese Liste auch nennt und genannt hat: Sie stellt jährlich eine Auswahl dar, die immer wieder beweist, wie lesenswert Kinder- und Jugendliteratur sein kann.

Dr. Sybil Gräfin Schönfeldt